Es ist doch d(ein) Leben!

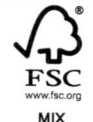

ISBN 978-3-8482-0323-9

Wichtiger Hinweis für den Leser:

Ich habe alle Sorgfalt walten lassen, um vollständige und akkurate Informationen in diesem Buch zu publizieren. Ich übernehme weder Garantie noch juristische Verantwortung oder irgendeine Haftung für die Nutzung dieser Informationen, für deren Wirtschaftlichkeit oder fehlerfreie Funktion für einen bestimmten Zweck. Das Lesen erfolgt auf eigene Gefahr. Ich hafte ebenso nicht für psychische Schäden oder Konsequenzen durch weltanschauliche oder religiöse Erschütterungen.
Da keine wirklichen Namen und Orte erwähnt oder genannt wurden, kann es auch keine rechtlichen Schritte derer geben, die sich in einigen und wahren Geschichten wieder erkannt haben. Ähnlichkeiten wären rein zufällig und sind rechtlich ausgeschlossen.
Das Titelfoto wurde für dieses Buch zu meinen Zwecken verändert. Jede Verwendung ohne Zustimmung des Urheberrechts, welches beim Autor liegt, ist unzulässig und strafbar. Das gilt insbesondere für Vervielfältigung, Mikroverfilmungen und die Einspeicherung und Verarbeitung in elektronischen Systemen.

1. Auflage 2012

Umschlag und Grafik: Melanie Klee
Entwurfsvorlage der Grafik: Sabine Lieber zu dem Thema:
"Das kann ein Engel gewesen sein"

Bibliographische Informationen der deutschen Nationalbibliothek
Die Deutsche Nationalbibliothek verzeichnet diese
Publikation in der deutschen Nationalbibliografie;
detaillierte bibliografische Angaben sind im Internet über
http://dnb.dn-b.de abrufbar.

© 2012
Herstellung und Verlag:
Books on Demand GmbH, Norderstedt

2012 Mikel Marz.

Liebe Leser,

als psychologischer Berater, Motivationscoach und Buchautor, beschäftige ich mich seit Jahren mit den Themen Depression, Mobbing, Burnout und den damit oftmals verbundenen Suizidgedanken.

Gerade Krankheiten, die viel mit der Psyche eines Menschen zu tun haben, werden leider heutzutage noch immer in unserer Gesellschaft sehr geheim gehalten und nach Möglichkeit, oftmals aus Scham, sogar totgeschwiegen.

Ein großer Fehler, denn eine Krankheit wird immer eine Krankheit bleiben und niemand sucht sich aus, an was er letztendlich erkrankt, nicht selten aber auch, wie schwer! Dabei machen auch psychische Krankheiten vor keiner Person halt und längst geht es nicht mehr darum, ob die betreffende Person dann stark, schwach, klein, groß, jung, alt, arm oder reich ist.

Laut einer Studie sind allein in Deutschland ca. 9,1% der Bevölkerung an psychischen Krankheiten erkrankt oder leiden darunter und die Dunkelziffer ist erschreckend hoch.

Wir machen uns leider viel zu häufig mehr Gedanken über das, was sein könnte, als das, was wirklich gerade ist und verlieren damit die Kontrolle über unsere Gesundheit und nicht selten leider auch über unser eigenes Leben.

Ich stand in den letzten Jahren etlichen Menschen und Schicksalen hilfreich zur Seite und nehme ganz sicher auch in diesem Buch wieder kein Blatt vor den Mund.

Im Gegenteil, dieses Buch soll mit viel Erfahrungen und Erlebnissen aufzeigen, wie man schneller und vor allem besser, sowie effektiver behandelt werden kann.

Weitere Informationen finden Sie auch auf meiner Seite:
www.mikelmarz.de

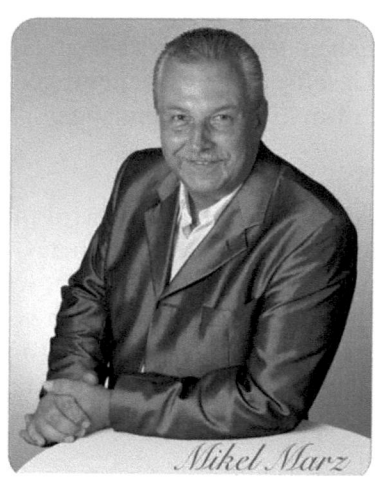

Ich wünsche Ihnen eine gute, gesunde und starke Zeit!
Herzlichst Ihr

Mikel Marz

Es ist doch d(ein) Leben!

Arzt ist nicht gleich Arzt!

Um es von vornherein gleich auf den Punkt zu bringen, dieses Buch ist keineswegs gegen Ärzte gerichtet.

Ich stehe bekanntlich auf der Seite von Menschen, wozu gleichermaßen Patienten und gute Ärzte gehören, auch wenn man klar sagen muss, dass es heutzutage nicht wenige Mediziner gibt, die an der alten Schulmedizin krampfhaft festhalten und gerade im psychischen Bereich verschiedene Faktoren, wie ein Trauma oder das Burnout, was nun mal bestätigt zu einer psychischen Krankheit führen kann, ansehen oder ansehen wollen.
Vielleicht auch können, denn bis Anfang der 1990er Jahre wusste man in Deutschland fast nichts über dissoziative Störungen und wer sich fachlich nicht entsprechend weitergebildet hatte, blieb natürlich mit seinem Wissen auf einem alten Stand stehen.

Andererseits wird heutzutage oftmals viel zu schnell bei einem Patienten eine psychische Krankheit diagnostiziert und das darf meiner Meinung nach einfach nicht sein!

Ärzte sind schließlich auch nur Menschen und die machen bekanntlich Fehler, wie jeder von uns, denn das ist nun mal menschlich.

Selbst in meiner Ausbildung musste ich dieses teilweise in Büchern von namhaften Fachspezialisten lesen und es ist nun mal nicht von der Hand zu weisen, dass sich psychische Krankheiten durch Stress, Überbelastung, traumatische Erlebnisse, etc. vervielfältigt haben.

Spätestens daran kann man auch schon erkennen, wie
unterschiedlich Ärzte denken und praktizieren.
Vor ein paar Jahren lernte ich auch solch einen Arzt
kennen, der mir deutlich zu verstehen gab, dass psychische
Krankheiten in der Regel ein „Witz" wären und sich seiner
Meinung nach „schwache" Patienten nur gehen ließen.
Er vertrat einfach die Auffassung, das Leben sei nun mal
hart und man müsste es leben.

Wenn ich heute darüber nachdenke, dann weiß ich nicht,
wie sich Patienten gefühlt haben müssen, die wirklich
wegen einem Leiden zu ihm gegangen sind.

Natürlich haben es Ärzte schwer, keine Frage, denn auf
ihnen liegt schon ein unwahrscheinlich großer
Leistungsdruck und es gibt nicht umsonst in dieser Sparte
einige Weißkittel, die dem Alkohol gerne zusprechen.
Dazu kommen dann noch die vielen unendlichen,
manchmal menschenunwürdigen Schichten und es gibt
bestimmt auch keinen Arzt für Allgemeinmedizin, der
behaupten kann, einen wirklich geregelten Arbeitstag zu
haben.

Die meisten Menschen glauben noch immer, dass Ärzte ihr
Geld im Schlaf verdienen.
Ich möchte nicht abstreiten, dass es im gesundheitlichen
Bereich Berufsgruppen gibt, die tatsächlich noch viel Geld
verdienen, aber lassen Sie sich bitte auch gesagt sein, dazu
gehört schon lange nicht mehr der übliche Hausarzt oder ein
Psychiater und selbst Orthopäden unterliegen inzwischen
diesem doch sehr schlechten Abrechnungssystem.

Im Gegenteil, denn es ist tatsächlich so, dass ein Psychiater
pro Quartal und Kassenpatienten noch keine vierzig Euro
erhält.

10

Wenn Sie nun die Besuchsintervalle mal hochrechnen, können Sie wirklich schnell erkennen, dass diese Fachärzte eigentlich unterbezahlt sind, denn gerade wenn man die Kriseninterventation eines Patienten berechnet und weiß, dass diese Menschen teilweise zweimal wöchentlich erscheinen müssen, dann bleibt in dieser Fachrichtung für den jeweiligen behandelnden Facharzt nicht viel übrig.

Das ist eine Feststellung und soll ganz sicher nicht die Erklärung dafür sein, dass es gerade im psychischen Bereich unendlich lange Wartezeiten gibt, bis ein Patient überhaupt einen Psychiater gefunden hat, mit dem er dann wirklich vertrauensvoll und vor allem effizient arbeiten kann.

Aus Erfahrung weiß ich, dass es in dieser Berufsgruppe auch nicht immer darauf ankommt, ob Sie nun Kassenpatient oder privat versichert sind. Einige Fachärzte nehmen einfach keine Patienten mehr an oder man muss unter Umständen bis zu einem dreiviertel Jahr oder noch länger auf einen Termin warten.
Ein Mensch kann nun mal nicht mehr als arbeiten und jeder neue Patient braucht dementsprechend seine Zeit, damit ihm auch adäquat geholfen werden kann.

Ob solch ein Facharzt dann gut ist, können nur Sie selbst entscheiden, denn Sie müssen sich gut aufgehoben und gut verstanden fühlen. Die Zusammenarbeit und das Vertrauen muss einfach stimmen, denn es ist die Voraussetzung dafür, dass es Ihnen irgendwann besser gehen soll.

Ich schreibe bewusst irgendwann, denn grundsätzlich gibt es in einer Behandlung kein Zeitfenster, ganz einfach, weil jeder Mensch individuelle und unterschiedliche Probleme hat.

Sowohl durch meine Ausbildung, mein Arbeiten im Beruf, als auch in einigen Seminaren und Selbsthilfegruppen, habe ich mit vielen Menschen zusammen gesessen und unzählige Gespräche geführt. Daher weiß ich auch, wie unterschiedlich Menschen denken, fühlen, leiden, aber auch genesen.

Sowie es in jeder anderen Berufsgruppe üblich ist, gibt es deshalb gute, aber leider halt auch schlechte Ärzte und wenn es um unsere Gesundheit geht, sollten wir schon etwas bedachter und intensiver unsere Ärzte suchen und auswählen.

Hier fängt es nämlich meistens schon an, dass sich die erste Spreu vom Weizen trennt, denn ich habe nicht selten Aussagen zu Ohren bekommen, die mich dann doch schon eher aufhorchen ließen, deshalb nenne ich Ihnen einfach mal verschiedene Beispiele:

„Ich kenne meinen Arzt privat und persönlich"

„Der hat mich sogar schon auf die Welt geholt"

„Wir leben auf einem Dorf, da geht man automatisch hin"

„Zu einem anderen Arzt, müsste ich viel zu weit fahren"

„Ich traue mich nicht, zu einem anderen Arzt zu gehen"

Das waren wirklich nur ganz wenige Ausreden und man muss sich dann doch die Frage gefallen lassen, von oder über was reden wir eigentlich?

Es geht um unsere Gesundheit, da sollten wir auf jeden Fall etwas kritischer und fürsorglicher sein und uns nicht mit solchen banalen Dingen beschäftigen. Deshalb kann ich mir jetzt auch denken, welche Frage Sie nun als erstes beschäftigt.

Wie erkenne ich denn einen wirklich „richtig guten" Arzt?

Diese Frage ist es nämlich, die Ihre vollständige Mitarbeit und vor allem Ehrlichkeit erfordert!

Natürlich spielt oftmals der Respekt eine sehr große Rolle, was soweit auch vertretbar ist. Schließlich haben Mediziner studiert und haben sich ein enormes Fachwissen aneignen müssen. Trotzdem bleiben sie Menschen, auch wenn sie sehr oft als Götter in Weiß angesehen werden.

Der Mensch ist aber leider immer noch so gestrickt, dass er zu einem Arzt geht und ihm all die Beschwerden bis ins letzte Detail schildern kann, aber alles, was dazu geführt haben kann, das wird sehr oft aus den unterschiedlichsten Gründen nicht erwähnt.

Natürlich nicht selten aus Scham, aber ich bitte Sie, ist es das Schamgefühl wert, dass Ihnen dann unter Umständen nicht geholfen werden kann oder Sie unter Umständen schlichtweg falsch behandelt werden können?

Fragen Sie sich doch mal selbst, ob es das dann wirklich wert ist?

Viele Menschen scheinen schlichtweg zu vergessen, dass jeder Arzt einen Eid abgelegt hat und unter absoluter Diskretion und Schweigepflicht steht.
Er ist also generell so verschwiegen, dass alles, was Sie mit ihm besprechen, absolut vertraulich bleiben wird.

Das ist selbstverständlich auch bei mir nicht anders, denn es gibt inzwischen eine Vielzahl von Ärzten und Therapeuten, die meine Arbeit wertschätzen und mir ihre Anerkennung, sowie auch ihren Respekt zu meiner Person und meiner Arbeit ausgesprochen haben.

Für mich ist allerdings die Tatsache wesentlich wichtiger, dass ich vielen Menschen helfen konnte und auch weiter kann, wieder nach vorne zu schauen und das Leben zu leben.

Ich bin kein Arzt, stelle keine Diagnosen, sondern gebe lediglich Ratschläge, Tipps oder Hinweise, die der allgemeinen Information, Aufklärung und gegebenenfalls der Weiterbildung dienen. Sie können und sollen in keinem Falle die ärztliche Beratung, Diagnose oder Behandlung ersetzen.

Nur helfen können wir alle nur dann, wenn Sie sich auch wirklich vertrauensvoll und ehrlich äußern und alles notwenige berichten, was zu dem momentanen Zustand mit beigetragen haben kann.

So entsteht eine erste „richtige" Diagnose!

Diagnosen suchen wir uns nicht aus, sondern werden vom behandelnden Arzt ausgesprochen und auch hier kann ich Ihnen dringend raten, im Zweifelsfall oder bei größeren Entscheidungen, ruhig noch zwei andere Ärzte zu Ihrer Sicherheit zu konsultieren.

Ich selbst habe dazu ganz banale Erfahrungen gemacht, möchte Ihnen jetzt an dieser Stelle aber auch andere Beispiele aufzeigen, damit Sie die Problematik besser verstehen können.

Vor vielen Jahren verlor ich eine Füllung in einem meiner
Zähne. Da ich neu in der Stadt war, ging ich zum nächst-
besten Zahnarzt, der mir den Zahn provisorisch füllte und
mir gleichzeitig mitteilte, dass ich nun eine Brücke
bräuchte, da dieser Zahn so nicht mehr zu retten sei.
Den Kostenvoranschlag von 487.- Euro bekam ich beim
Verabschieden auch gleich mit.
Daraufhin ging ich eine Woche später zu einem anderen
Zahnarzt, den mir viele Bekannte empfohlen hatten und
dieser belächelte die Aussage seines Kollegen einfach nur.
Er war der Meinung, dass es sich viele Ärzte einfach viel zu
leicht machen würden und rettete den Zahn, den ich im
übrigen noch heute habe.

Eine gute Bekannte wachte eines Morgens auf und hatte
rechtsseitig erhebliche Lähmungserscheinungen. Nach
einem Besuch bei ihrem Hausarzt bekam sie sofort die
Überweisung für eine stationäre Aufnahme in einem
„eigentlich" guten Krankenhaus.
Dort angekommen, nahm man ihr Blut ab, untersuchte sie
oberflächlich, redete mit ihr und niemand fand etwas bei
ihr, was die Beschwerden rechtfertigte.
Mehrfach bat die Frau die Ärzte darum, dass bei ihr mal ein
CT oder ähnliches durchgeführt werden sollte, was man aus
Kostengründen vehement ablehnte.
Nach drei Tagen unterstellte man ihr dann sogar noch eine
Schauspielerei und als wenn das noch nicht genug gewesen
wäre, fing man seitens der Ärzte an, sie mit Placebos zu
versorgen, allerdings so ungeschickt, dass die Patientin
dieses mitbekam.
Da sich der Zustand natürlich nicht verbessert hatte, entließ
sich die Bekannte selbst und fuhr auf direktem Weg wieder
zu ihrem Hausarzt, der daraufhin dafür sorgte, dass sie noch

am gleichen Tag von einem Radiologen eine CT-Untersuchung bekam.
Die Untersuchung ergab dann, dass sie schon mittelschwere Multiple Sklerose hatte.

Weiter lernte ich einen Mann kennen, der in der Vergangenheit über erhebliche Magen-Darm-Probleme, chronische Erschöpfungszustände, Schlafstörungen und sogar auch Migräneanfällen litt.
Immer wieder recherchierte er aufmerksam im Internet nach seinen Beschwerden und ließ sich natürlich auch von seinem Hausarzt untersuchen.
Das Ergebnis war immer wieder dasselbe, alles war Negativ, was aus ärztlicher Sicht bedeutet, dass man nichts gefunden hatte.
Doch dieser Mann konnte mit dieser Art von Ergebnissen nichts anfangen, denn er spürte regelrecht, dass etwas mit ihm nicht stimmte.
Durch einen Bekannten bekam er den Hinweis, sich doch mal von einem sehr bekannten Heilpraktiker untersuchen zu lassen und es lag dann wohl eher an der Anwesenheit und Hartnäckigkeit, dass er einen Termin bekam und nicht erst ein halbes Jahr warten musste.
Dieser Heilpraktiker, der im übrigen auch Arzt ist, schaute sich diesen Mann sehr genau an und gab ihm den Hinweis, sofort ins Krankenhaus zu gehen, denn er sah, dass die Schilddrüse nicht richtig funktionierte.
Der Mann tat das natürlich auch, wurde diesbezüglich aufwendig untersucht, daraufhin operiert und die Ärzte teilten ihm danach mit, dass er wahrscheinlich sechs Wochen später nicht mehr am Leben gewesen wäre, weil sich wohl auch sehr viele lebensbedrohliche Knoten versteckt hatten.

In einer anderen eher banalen Sache hatte ich mit meinem Fuß erhebliche Probleme und man wollte mir in einer doch sehr aufwendigen Operation den Spannknochen neu richten.
Bei dem ersten Arzt hätte ich dafür drei Wochen im Krankenhaus liegen müssen, mit weiteren zwölf Wochen Arbeitsunfähigkeit.
Der zweite Arzt bot mir nur noch zwei Wochen Krankenhaus an, aber auch zwölf Wochen Pause.
Beide begründeten diese lange Zeit mit den entsprechenden Heilungserfahrungen, sowie anstehenden Terminen zwecks Krankengymnastik.
Der dritte Arzt hatte im Haus einen eigenen Operationssaal und machte diese Operation ambulant.
Trotz Krankengymnastik und Nachsorgeuntersuchungen, war ich bereits nach vier Wochen wieder an der Arbeit.

Während ich dieses Buch schrieb, erreichte mich auch die Zuschrift einer Facebook-Freundin, die ich hier gerne weiter geben möchte.

Sie hatte Nierenprobleme in den Schwangerschaften, war daraufhin alle 2 Jahre Behandlung, machte alle notwendigen Kontrolluntersuchungen und es war soweit immer alles im grünen Bereich. Zumindest laut Aussage des behandelnden Arztes. Dann folgte eine Zeit, in der sich die Beschwerden häuften und es wurden alle aufwendigen Untersuchungen gemacht, das heißt, Röntgen, Radiologie, CT, alles natürlich von guten Fachärzten.
Sie selbst war sehr misstrauisch und machte dann einen Termin bei einem Professor in einem Dialysezentrum, der nach einigen weiteren Untersuchungen nur noch den Kopf schüttelte.
Nach seiner Aussage hätte jeder behandelnde Arzt erkennen müssen, dass sich bei ihr die Harnröhre verengt und dadurch ein Rückstau in den Nieren stattgefunden hatte.

Die Folge, die Nieren waren um 40% und 60% geschädigt, was einen operativen Eingriff zur Folge hatte, der leicht zu vermeiden gewesen wäre, wenn man die Patientin genauer und gewissenhafter untersucht und vor allem dabei auch alles ausgeschlossen hätte, was zu den Beschwerden führen konnte.

Doch das war bei ihr noch längst nicht alles, denn manche Menschen haben gleich mehrere solcher Erlebnisse.

Nachdem sie etwas zu schwer gehoben hatte, reagierte der Körper und sie litt nun unter einer leichten Bandscheibenvorwölbung. Daraufhin bekam sie eine Akutbehandlung, mit anschließender Physiotherapie. Leider überdehnte die Therapeutin in der vierten Physiostunde diese Stelle und es entstand ein inoperabeler Bandscheibenvorfall, der nun eine Dauerbehandlung, eine REHA, und die Einnahme von starken Schmerzmitteln zur Folge hat.
Somit ist die gesamte Lebensqualität erheblich eingeschränkt.

Das sind nur wenige Beispiele die verdeutlichen sollen, wie ratsam es auch sein kann und vor allem ist, sich noch andere Meinungen einzuholen.
Allerdings ist gerade auch das letzte Beispiel ein guter Hinweis darauf, auf unseren Körper vorsorglich zu achten, denn gerade das zu schwere Heben bringt leider so oft neue und erhebliche Schäden mit sich, mit denen wir dann lange etwas zu tun haben.
Es hat deshalb nichts mit Bequemlichkeit zu tun, wenn man sich einfach mal Hilfe zum Tragen von schweren Dingen holt.

Ein Freund von mir hatte vor Jahren auch ein Gerät in den Keller bringen wollen. Es war nicht schwer, aber halt doch sehr unhandlich und so kam es, dass er die erste Treppenstufe falsch einschätze und so unglücklich die Treppe herunter fiel, dass er sich einen sehr komplizierten Fuß- und offenen Wadenbruch einhandelte. Er lag daraufhin fast ein halbes Jahr in einer Spezialklinik und kann seinen Fuß bis heute nicht mehr richtig bewegen.

Deshalb, SIE müssen auf Ihren Körper achten und alles dafür tun, dass er geschützt wird!

Im Jahr 2009 gab es in Deutschland mehr als 3,4 Millionen CT- und Kernspin-Untersuchungen, was Europaweit einen Rekord aufstellt.
Traurig ist dabei die Tatsache, dass Menschen erst durch solche Untersuchungen wirklich krank geworden sind, denn viele Patienten wussten teilweise vorher gar nicht, wie verschlissen zum Beispiel schon ihre Bandscheiben waren.

Deshalb wird Ihnen jeder Experte raten, niemals vorsorglich solche Untersuchungen machen zu lassen, sondern erst dann, wenn Sie wirklich Schmerzen oder Beschwerden haben.

Es gibt Menschen, die müssen jeden Tag Schmerzmittel einnehmen, während andere überhaupt nichts bemerkt haben. Doch hat ein Mensch erst einmal seine eigenen Bilder gesehen, beginnen nicht wenige plötzlich damit, sich ihre Schmerzen einzureden, bewusst oder unbewusst, denn sie haben ja einen Beweis, dass sie nun etwas haben und dementsprechend Schmerzen fühlen oder spüren müssen.

Kennen Sie den Unterschied zwischen bewusst und unbewusst?

Der Körper, Ihre Psyche, bekommt eine Information und selbst wenn Ihnen bewusst klar sein sollte, dass dieses Problem nicht so schlimm sein kann oder sollte, so kann Ihr Unterbewusstsein dazu eine ganz andere Meinung haben. Es macht sich Sorgen oder hat Angst, alles das, was Ihnen auch im Hinterkopf dazu schon eingefallen ist. Dieses Unterbewusstsein ist es dann auch, was Ihnen vielleicht schlaflose Nächte, Sorgen oder sogar auch Schmerzen bereiten oder zuführen wird, denn es meldet sich ganz einfach über Ihre Psyche.

Jede Angst, jede Sorge, die Sie bewusst leben und mit der Sie sich beschäftigen, wird von Ihrer Psyche registriert und erst dann, wenn Sie voll und ganz bewusst wissen, dass alles gut ist und keine Zweifel mehr haben, dann bekommt das auch Ihre Psyche zu spüren.
Das Unterbewusstsein ist es nämlich in vielen Fällen auch, dass Panikattacken entstehen können, die wiederum sehr vielen Menschen Angst bereiten.
Nicht selten wurde ich schon gefragt, ob man daran auch sterben kann, was sicher nicht der Fall ist, aber es ist natürlich für Ihren Kreislauf und die Psyche wichtig, ihr besonnen entgegen zu treten.
Es hilft schon sehr viel, wenn Sie beim Auftreten einer solchen Panikattacke aufstehen, das Fenster öffnen, dabei dann tief ein- und ausatmen und ein Glas Wasser trinken.

Weiter ist auch bekannt, dass gerade Rücken- oder Bandscheibenoperationen viel zu schnell durchgeführt werden, denn mindestens vierzig Prozent der Eingriffe sind heutzutage Dank des Fortschritts einfach überflüssig. Wir leben inzwischen in einer Zeit, wo wir vieles durch gezielte Krankengymnastik oder auch Schmerzmittel wieder hinbekommen können.

Besonders umstritten sind auch das Ersetzen von künstlichen Bandscheiben, denn laut einer Studie kommt es bei circa acht Prozent der Patienten zu Komplikationen und langfristigen Schäden wie zum Beispiel taube Oberschenkel, Thrombosen oder nicht selten chronischen Schmerzen.

Experten raten daher, erst bei Blasenschwäche oder starken Schmerzen mit Fieberschüben einen entsprechenden Eingriff vornehmen zu lassen.

Das gilt natürlich nicht für die Vorsorgeuntersuchungen, die Ihnen auch von den Krankenkassen ans Herz gelegt werden und die wirklich dringend notwendig sind. Dazu gehört der jährliche Gesundheits-Check-Up, den Sie bei Ihrem Hausarzt machen können, die Zahnvorsorge, aber auch alles, was zur Früherkennung von Krebs dient. Nicht umsonst werben inzwischen auch sehr viele Prominente dafür, dass wir uns regelmäßig zur Darmvorsorgeuntersuchung begeben sollen.
Das diese Untersuchung nicht angenehm ist, weiß jeder, der sie schon mal gemacht hat, aber sie ist halt auch unglaublich wichtig!
Auch wenn es leider nicht für alle Krebsarten zutrifft, so können doch einige Krebsarten bei Früherkennung noch gut behandelt werden, wenn Sie dementsprechende Vorsorge-untersuchungen annehmen.

Denken Sie bitte immer daran, Arzt ist nicht gleich Arzt, alle sind nur Menschen und wenn es um Ihre Gesundheit geht, müssen SIE teilweise auch diese Vorsorge einfordern und es sollte Ihnen eine zweite Meinung stets wichtig sein. Wenn Sie sich ein Auto kaufen wollen, nehmen Sie in der

Regel ja auch nicht das erst Beste, sondern schauen sich dementsprechend um.
Und was ist schon ein Auto, wenn wir von Ihrer Gesundheit reden!

Ich möchte Ihnen an dieser Stelle die Geschichte eines Mannes erzählen, der plötzlich „ganz schwer" erkrankt war. Dieser Mann, mit seinen gerade mal vierzig Jahren, ging zum Arzt und klagte über heftige akute Magen- sowie Kopfschmerzen, Nervosität, Angstzustände und Schwindelerscheinungen.

„Bedrohlich" an der Angelegenheit war ganz besonders schon mal die Tatsache, dass man ihm sowohl im Verwandten-, als auch im näheren Bekanntenkreis verschiedene Diagnosen von Menschen mitgeteilt hatte, bei denen es allen genau so angefangen und dann schlimm geendet hatte.

Dementsprechend verstört kam dieser Patient nun zum Arzt und schilderte ihm all seine Beschwerden, ohne natürlich nicht mit anzumerken, was in der Verwandtschaft auch schon für Vorerkrankungen und Krankheiten zu verzeichnen waren.

Dieser Mann hatte das Glück, dass er einen Arzt aufgesucht hatte, der nichts, aber auch gar nichts dem Zufall überlassen wollte und so wurde der Patient wirklich sehr aufwendig untersucht.
Es wurde bei ihm sogar eine Computertomografie kurz (CT) durchgeführt, was, wie Sie schon lesen konnten, nicht immer selbstverständlich ist.

Nachdem alle Befunde negativ waren, was also heißt, dass man bei ihm nichts finden konnte, gab man dem Mann den

Hinweis, sich vielleicht mal psychisch untersuchen zu lassen.

Sicherlich ist das keine Seltenheit und aus Erfahrung leider auch die Tatsache, dass dieser Mann mit dieser Diagnose gar nicht zurecht kam.
Er wollte nicht als „psychisch krank" abgestempelt werden, denn er spürte ja genau, dass mit ihm etwas nicht stimmte und bildete sich die ganzen Beschwerden auch nicht ein.

Doch was hatte er denn jetzt wirklich?

Das erfahren Sie in dem nächsten Punkt „Ernährung".

Ernährung

Es ist schon Wahnsinn, was wir unserem Körper manchmal abverlangen und wie wenig wir uns um unseren Körper wirklich kümmern.

Aber lassen Sie mich zur Erklärung die Geschichte dieses Mannes erzählen, denn es ist eine sehr gute Einleitung für diesen Punkt.

Die Nervosität und auch die Angst stieg bei diesem Mann rasant an, denn er steigerte seinen Irrglauben, er hätte nun eine schwere Krankheit und weil die Ärzte nichts gefunden hatten, würden sie ihn nun psychisch einweisen lassen.

Es war das Umfeld, was mich auf den Plan brachte und diesem Mann die Empfehlung gab, sich doch mal mit mir in Verbindung zu setzen, was er auch sofort tat.

Ein Erfolg meiner Arbeit mit Menschen ist sicher die Kombination aus einem offenen ehrlichen Gespräch und keiner Zeitvorgabe, die ja nun mal leider Ärzte haben, denn es warten schließlich immer die nächsten Patienten im direkten Anschluss.

Also redeten wir offen und mich interessierte auch sein ganz persönliches Leben, mit all seinen Höhen und Tiefen und was ich dann zu hören bekam, beantwortete auch sofort seine momentane Lage und vor allem seine Beschwerden wie von selbst

Dieser Mann hatte angefangen, seinen Lebensalltag zu verändern, in dem er viele Dinge auf einmal tat, die sein Körper in dieser Form gar nicht vertragen konnte.

24

Viele Gründe, für mich eher Ausreden, führten dazu, dass dieser Mann mit seinem Körper und auch mit seinem Leben regelrecht spielte.

Er schränkte ohne erkennbaren Grund die Nahrung ein, verzichtete teilweise sogar ganz auf verschiedene Mahlzeiten, erhöhte dafür deutlich den Konsum von Zigaretten und um dem ganzen noch die Krone aufzusetzen, wurde auch die Flüssigkeit von einem Tag auf den anderen nur noch durch Kaffee ersetzt. Dazu noch ein paar kleine private Probleme und das über mehrere Monate gelebt, erklärte plötzlich, warum ein Körper nun ganz anders reagierte.

Ich nenne es immer so, dass sich der Körper auf seine Art meldet, aber keiner hört auf ihn.
Wenn er das jedenfalls alles einem Arzt erzählt hätte, wäre unter Umständen die Lösung schon da gewesen.

Also gab ich ihm die Ratschläge, die ich Ihnen jetzt hier auch aufzählen werde, vielleicht befinden Sie sich ja in der gleichen Situation und wenn nicht, können Sie auch hier schon viel lernen. Viele Tipps davon werden Sie genauso kennen, aber Sie sollten sich mal Gedanken darüber machen, wie viele Sie davon selbst wirklich umsetzen.

Sicherlich bin ich kein Oberguru, aber ich rede nun mal aus jahrelanger Erfahrung mit Menschen und Sie haben dabei ganz sicher nichts zu verlieren.

Fangen wir also mal ganz von vorne an!

Wenn der Tag beginnt, ist es schon mal sehr wichtig, sich darauf zu besinnen, dass wir einen Körper haben, der für uns wieder sehr viel leisten muss und das ist schließlich nicht selbstverständlich.

NICHTS ist im Leben selbstverständlich und ALLES muss im Leben gepflegt werden, wenn wir lange etwas davon haben wollen.

Wir sollten nach dem morgendlichen Aufwachen nicht schon in den Tag denken, sondern uns eher darauf besinnen, dass wir noch leben und unser Körper funktioniert, denn wie gesagt, es ist nicht selbstverständlich! Wer mich kennt oder meine Autobiographie gelesen hat, weiß, ich rede nämlich aus Erfahrung!

Sie können schließlich ein Auto auch nur langfristig fahren, wenn Sie regelmäßig nach Öl und Wasser schauen und genau so wichtig ist auch die Vorsorge für unseren Körper.

Glauben Sie mir, ich weiß sehr genau, worüber ich hier schreibe, denn auch ich saß über acht Monate im Rollstuhl, weil ich gleichermaßen meine Fehler gemacht hatte, aber heute schlauer und vor allem dankbar für jede Erfahrung bin.

Hören Sie auf Ihren Körper und nehmen Sie ihn ernst. Wenn er etwas hat, wird er es Ihnen auf unterschiedliche Art und Weise zeigen.

Das beste Beispiel für uns alle ist der allseits bekannte Muskelkater, es ist aber auch das harmloseste Beispiel, wie und auf welche Art uns der eigene Körper etwas sagen will.

Jeder Schmerz, jedes Zwicken, jeder Ausschlag kann ein Zeichen dafür sein, dass etwas nicht stimmt.

Der Mensch ist es heutzutage gewohnt, alles auf die leichte Schulter zu nehmen und viele Dinge einfach abzuwinken, was dem Risiko eines russischen Roulette gleicht.
Alles KANN gut gehen, es KANN aber auch nicht gut gehen und dann leiden alle Menschen wieder gleich und suchen nach Hilfe.
Wie heißt es so schön, wenn wir mit dem Feuer spielen, müssen wir immer damit rechnen, dass wir uns verbrennen.

Ich gehe hier deshalb so intensiv auf diese Tatsache ein, weil ich weiß, wie schnell Zeilen nur noch überflogen werden, aber dann tragen Sie die Schuld bei sich selbst.

Sehr viele Studien raten nicht umsonst, einen Tag mit drei bis fünf Mahlzeiten auszufüllen, das heißt, Morgens zu frühstücken, Mittags eine warme Mahlzeit zu sich zu nehmen, Abends etwas zu essen und unter Umständen auch vormittags und nachmittags eine Kleinigkeit, wie zum Beispiel Obst, Joghurt oder was ein jeder halt selbst als Kleinigkeit mag oder bevorzugt.

Bereits bei dem Punkt „Frühstück" höre ich immer wieder, das „kann ich nicht" oder „das ist mir zu früh" und doch ist es mehr als wichtig, dass der Körper schon mal etwas zu tun bekommt.

Ich rede hier grundsätzlich nicht von Masse, sondern in Maßen etwas zu sich zu nehmen.
Nichts gegen Raucher und ihre erste Zigarette am Morgen, ich kann selber rauchen, aber es gibt nichts ungesünderes, als dem nüchternen Magen mit einer Zigarette begegnen.

Viele Raucher werden jetzt die Augenbrauen hochziehen und vielleicht denken, dass machen Sie schon ewig und der Körper hat sich noch nicht gemeldet.

NOCH nicht! Und Sie können froh sein, wenn es dabei auch so bleibt, es kann aber auch ganz anders kommen!

Noch einmal, SIE bestimmen, wie es IHREM Körper letztendlich gehen soll, daher brauchen Sie jetzt nicht mit Angewohnheiten oder dem „das kann ich nicht" kommen, denn Sie können ALLES, WENN SIE es WIRKLICH WOLLEN!

Denken Sie darüber einfach mal nach!

Der nächste Punkt ist die Versorgung von Flüssigkeit für unseren Körper und es reicht einfach nicht aus, wenn sogenannte weibliche oder männliche „Kaffeetanten" sich den ganzen Tag nur von und mit Kaffee versorgen. Kaffee ist sicher ein tolles Getränk, aber halt auch da gilt wieder, alles in Maßen. Kaffee bringt die einen Menschen in den Tag, bei dauerhaftem Konsum, wird dieses Getränk aber ganz klar zum Energiekiller.

Jeder Mensch weiß, dass es für den Flüssigkeitsbedarf bei dem Menschen eine festgeschriebene Menge gibt, die bei etwa 2,5 Liter pro Tag liegt.

Nicht ich habe diese Menge erfunden, sondern sie ist schon so alt und bekannt, dennoch wird sie von vielen Menschen einfach ignoriert.

Damit ist jetzt sicher nicht der Alkohol als Menge gemeint, denn darauf brauche ich sicher nicht eingehen, denn Alkohol ist zwar Flüssigkeit, aber halt in der Menge und als Masse auch schädlich.
Selbst das bei vielen Menschen gern getrunkene und bevorzugte Leitungswasser, ersetzt bei weitem nicht die

28

erforderlichen Mineralstoffe, die wir als Mensch täglich wirklich brauchen.

Denken Sie bitte daran, der Körper verbraucht sehr viel an Stoffen, die wir ihm auch wieder zuführen müssen. Das nennt man dann einen gesunden Kreislauf.
Gerade im Sommer oder bei körperlich anstrengenden Tätigkeiten, fängt die Mehrzahl der Menschen an zu schwitzen, was auch gesund für den Köper ist. Allerdings müssen wir unserem Körper auch wieder ausreichend Flüssigkeit zu führen, damit es uns gut geht und es nicht zu Kreislaufproblemen kommen kann.

Und immer wieder gibt es Menschen, die zum Arzt gehen, weil sie halt Beschwerden haben, die auch sehr viel mit der täglichen Trinkgewohnheit zu tun haben, ganz einfach deshalb, weil die Bedarfsmenge für den Körper nicht ausreichend war.

Es gibt wirklich Menschen, die trinken den ganzen Tag so gut wie nichts und wundern sich dann, warum der Körper ihnen so viele Warnsignale gibt.

Der Kreislauf kann instabil werden und es kann zu einem Kollaps kommen. Die Nieren können nicht mehr richtig arbeiten und bekommen daraufhin einen Leistungsverlust. Zwei schwerwiegende Beispiele, die Ihnen vor Augen halten sollen, wie wichtig es ist, dass Sie Ihren Körper auch mit Flüssigkeit pflegen und versorgen.

Wenn Ihnen die Menge zu viel ist oder Sie zu den Menschen gehören, die das Trinken einfach vergessen, dann stellen Sie sich morgens die gesamte Menge schon vor sich hin, damit Sie am Tag genau wissen, was getrunken werden muss.

Nicht selten wird der Abend dann zum Erfolgserlebnis, wenn man alles geschafft hat, wobei ich Ihnen aber sagen kann, es ist auch nur eine Gewohnheit.

Wenn man es wirklich will, trinkt man die Menge bald täglich von ganz allein, einfach weil es dann im Rhythmus liegt.

Es ist einfach wichtig, dass wir uns bewusst vor Augen führen, dass unsere Nahrung, sowie auch ein Mineralwasser verschiedene Zusatzstoffe beinhaltet, die von unserem Körper gebraucht werden.

Der Mensch braucht diese Stoffe genauso, wie er auch täglich eine Dosis an Vitaminen benötigt.

Vitamine, was für ein Begriff, denn jeder Mensch kennt das Wort und nur die wenigsten sorgen für einen ausgewogenen Haushalt.

Wir wissen alle, dass eine Zitrone oder eine rote Paprika sehr viel Vitamin C enthält, doch wie oft denken wir daran, dass es unserem Körper auch zugeführt werden muss?

Gerade in der heutigen Zeit, wo wir nicht selten Fast-Food in uns hinein schieben, sollten wir auf keinem Fall unsere Vitaminzufuhr vergessen, die es im übrigen auch unzählig als Kapseln oder Brausetabletten in vielen Drogerien und Einkaufsmärkten zu kaufen gibt.

Ich weiß, einige Menschen werden jetzt sagen, dass die natürlichen und frischen Vitamine wesentlich besser sind und auch mehr bringen. Das weiß ich selbstverständlich, aber besser man nimmt wenigstens auf diese Art schon ein paar Vitamine zu sich, als eben gar nicht.

Viele Menschen sind heutzutage auch im Besitz eines Entsafters, aber ich selbst kenne wirklich nur eine einzige Person, die dieses Gerät wirklich täglich benutzt und sich am Morgen ihren Drink kreiert, der natürlich absolut gesund und in keinerlei Weise mit irgendwelchen Tabletten zu ersetzen ist.

Nicht wenige Menschen haben zum Beispiel oftmals das berühmte Augenzucken, was sehr unangenehm ist und nicht selten einfach nur eine Reaktion des Körpers aufzeigt, dass er Magnesium braucht.

Sobald wir es dann eingenommen haben, lindert es oft sehr schnell die Beschwerden und wenn diese dann wieder weg sind, dann vergessen wir auch oft wieder die Einnahme.

Bis uns der Körper irgendwann wieder daran erinnert!

Wir sind uns oft überhaupt nicht bewusst, dass wir Mineralstoffe wie zum Beispiel Eisen, Calcium, Magnesium oder Vitamine wie A, B1, B2, B6, B12, C und Spurenelemente wie Jod, Zink, etc. dem Körper noch zuführen müssen, damit es uns wirklich gut geht.

Gerade Magnesium ist nämlich ein sehr wichtiger Mineralstoff, der die Leistungsfähigkeit und das Wohlbefinden in uns steigert und auch für unser Nervensystem erhebliches leisten kann.

Etliche Menschen, die häufig unter Müdigkeit leiden oder sich oftmals erschöpft fühlen, haben sich durch die „richtige" Einnahme von Magnesium nach einiger Zeit deutlich besser gefühlt.

Es gibt wirklich so viele Beschwerden, für die wir teilweise selbst verantwortlich sind, also sollten wir darüber immer wieder mal nachdenken.

Ich habe eine Reihe von Menschen getroffen und begleitet, die von Kopfschmerzen, bis hin zu schmerzhaften Waden- oder Fußkrämpfen, immer wieder ihre Beschwerden hatten und durch ein Pflegen des Körpers davon befreit wurden.

Deshalb kann ich Ihnen nur noch einmal anraten, achten Sie auf sich und sorgen Sie dafür, dass Ihr Körper regelmäßig Vitamin C, Calcium, Magnesium, Eisen und Vitamin B6, welches es auch als Komplex gibt, bekommt und da es alles rein pflanzliche Dinge sind, wird Ihr Körper in der Regel auch nichts dagegen haben und sich freuen, sofern Sie sich an die empfohlene Tagesdosis halten, die im übrigen auf allen Präparaten vorhanden ist und als Hinweis steht.

Lesen müssen Sie es allerdings allein!

Allerdings gilt auch hier grundsätzlich eine sehr wichtige Anmerkung, nicht alles, was pflanzlich ist, kann und sollte bedenkenlos eingenommen werden, denn auch pflanzliche Mittel können Nebenwirkungen haben!
Ich empfehle Ihnen daher grundsätzlich, sich mit einem Apotheker, Arzt oder Heilpraktiker abzusprechen.

Wie wichtig das ist, werden Sie bereits im nächsten Kapitel erfahren.

Zwischendurch möchte ich Ihnen aber verraten, dass es dem Mann bereits nach vier Wochen wieder richtig gut ging und er bis heute beschwerdefrei seinen Alltag verlebt.

Manchmal ist die Lösung doch sehr einfach!

In einem anderen Fall gab es ein junges Mädchen, dass im Jahr durchschnittlich ganze acht Mal eine üble Erkältung bekam.

Auch bei ihr achtete man nach Empfehlung sehr darauf, dass sie alle erforderlichen Vitamine mit der empfohlenen Tagesdosierung bekam und der heutige Stand ist der, dass

sie letztes Jahr nur einmal einen leichten Husten bekommen
hatte.

Man muss sich also mal vor Augen führen, wie zufrieden
unser Körper sein und werden kann, wenn wir ihm etwas
gutes tun und vor allem, wenn wir auf ihn achten.

Medikamente und die gute „alte" Hausapotheke!

Ich beschäftige mich schon sehr lange mit der „alten" Hausapotheke, ganz einfach deshalb, weil ich mich ernsthaft gefragt habe, was die Menschen damals vor 150 Jahren so eingenommen haben, wenn sie krank wurden. Das war eine Zeit, da konnte man nicht so einfach in eine Apotheke gehen und sich etwas holen. Dazu kam, dass man damals auch noch nicht so sehr auf Chemie gesetzt hat und Pharmaunternehmen noch in der Minderheit waren.

Natürlich können wir froh und dankbar über den Fortschritt sein und wir heute einen so tollen Stand haben. Wir können inzwischen schon viele gute Medikamente zu uns nehmen, die uns wirklich helfen und schnell die Beschwerden lindern.

Doch ist es nicht so, dass viele Menschen auch relativ schnell zu Medikamenten greifen, ohne sich auch darüber nur einmal Gedanken zu machen, was gebe ich da eigentlich meinem Körper?

Und ist es nicht leider auch so, dass gerade von Ärzten teilweise viel zu schnell eine Krankheit diagnostiziert wird und dann Medikamente verschrieben werden, unter denen ein Patient dann zusätzlich zu leiden hat?

Sicherlich nicht zuletzt auch deshalb, weil die Pharma-industrie natürlich ihre Produkte auf den Markt bringen will und das geht am besten durch Ärzte, die wiederum nicht selten attraktive Prämien dafür bekommen, wenn sie ein Medikament gut an den Patienten gebracht haben.

Das ist ja nun schon lange kein Geheimnis mehr!

Nichts gegen Chemie, es gibt Krankheiten, da können wir ganz sicher nicht darauf verzichten, aber es gibt auch sehr viele Beschwerden, da geht es sicherlich auch ohne und wir sind manchmal einfach zu schnell oder zu bequem in der Auswahl, was wir dann zu uns nehmen.

Ich möchte Ihnen dazu eine Geschichte von einer jungen Frau erzählen, die auch wieder begreiflich machen soll, wie schlimm das Ausmaß werden kann.

Diese junge Frau hatte einige Belastungen mit sich zu tragen. Sie war Mitte Zwanzig, befand sich mitten im Studium und diversen wichtigen Arbeiten, lebte allein und wohnte weit entfernt von dem elterlichen Zuhause.
Natürlich hatte sie sich das selbst so ausgesucht, aber zwischen Plänen und Taten liegen oftmals Welten, denn das Alleinsein ist wirklich hart, das kenne ich selbst auch noch aus Erfahrung und je länger es andauert, umso schwieriger und härter wird es.

Somit ergab sich die Situation, dass sich diese Frau in einer depressiven Episode befand.
Der Körper wirkte gehemmt, manchmal fehlte der Antrieb, vieles verlangsamte sich, oftmals wurde man unruhig oder nervös, nächtliche Schlafbeschwerden sorgten zusätzlich für Angstzustände und der selbstauferlegte Druck, das alles schaffen zu wollen, begünstigte natürlich alle Eigenschaften.

Auch hier kam nebenbei bemerkt noch der Umstand dazu, dass dem Körper nicht genügend Achtung und Pflege entgegen gebracht wurde.
Also ging sie nach gutem Zureden ihres persönlichen Umfelds irgendwann zu einem Arzt, der nun eine Patientin

vor sich sah, die sehr aufgeregt war und sich deshalb schlecht erklären konnte.

Ich möchte es mal so sagen, sie wollte in wenigen Minuten einfach zu viel von sich erklären, was der Arzt aber nicht erkannte und ihr daraufhin eine Schizophrenie diagnostizierte und dazu natürlich auch die notwendigen Medikamente verordnete.

Hierzu schon mal ein kleiner Tipp:

Es ist nicht selten, dass Patienten sehr aufgeregt sind, wenn sie einen Arztbesuch vor sich haben.
Deshalb gebe ich gerne den Rat, sich auf einem Zettel alle Punkte aufzuschreiben, die Sie mit dem behandelnden Arzt besprechen möchte. Somit ist dann auch garantiert, dass Sie nichts vergessen haben zu erwähnen und alle Fragen gut und ausreichend beantwortet werden können.

Durch die Einnahme dieser Medikamente veränderte sich diese Frau völlig und es dauerte nicht lang, dass sie sich auf einer psychosomatischen Station in einer Klinik wieder fand.

Da ein Arzt ja bereits eine Schizophrenie diagnostiziert hatte, konnten sich andere Ärzte nun daran anlehnen und so kamen weitere Diagnosen und Arzneimittel dazu.

Irgendwann funktionierte diese Frau zwar einigermaßen, aber sie lebte nicht mehr ihr eigenes Leben, denn sie nahm nach und nach so starke Medikamente, dass sie damit den Tag und auch die Nacht steuerte.

So ging es über mehrere Jahre, bis sie endlich einen Menschen traf, der diese Frau näher betrachtete und sich auch intensiver mit ihr beschäftigte.

36

Dieser erkannte schnell, dass diese Diagnose absolut falsch sein musste, denn ein jeder konnte heute im Internet alles darüber erfahren und es passte bei dieser Frau einfach nichts zusammen.

Am schlimmsten war dabei zu sehen, wie schlimm es ihr immer erging, wenn sie die verordneten Medikamente eingenommen hatte und was noch schlimmer war, sie merkte es auch selbst.

Also redete man mit ihr, fand den wichtigen Zugang, das Vertrauen und den Willen, dass sie von selbst diese ganzen Medikamente in einem Krankenhaus unter ärztlicher Beobachtung runterfahren wollte, was sie nach Absprache mit ihren neuen Ärzten dann auch tat.

Kein leichter Prozess, denn verschiedene Medikamente können sich ganz schön stark in einem Körper festsetzen und dann braucht es manchmal lange, bis der Körper ohne dieses Mittel wieder funktionieren kann.

Deshalb sei auch hier angemerkt, Medikamente werden aus ärztlicher Sicht verordnet und dürfen nicht eigenmächtig mal eben nach oben oder unten eingenommen und schon gar nicht eigenmächtig abgesetzt werden.

Nicht nur bei Antibiotika gilt grundsätzlich, die erforderliche Gesamtmenge einzunehmen, da viele Medikamente noch nach Einnahme nachwirken, auch wenn es uns zwischenzeitlich schon wieder viel besser gehen sollte. Ein Abbruch oder eine Unterbrechung könnte zur Folge haben, dass wir einen Rückschlag erleiden und dann hilft dieses Medikament meist nicht mehr. Im Zweifelsfalle sollte man dazu ruhig den Arzt befragen, so viel Zeit muss immer sein!

Zumindest lebt diese Frau heute wesentlich stabiler und zukunftsorientierter, denn sie wird wohl nie die Jahre vergessen, in denen sie unter den ganzen Medikamenten erheblich zu leiden hatte.

Ich bin sicherlich kein Gegner von Medikamenten, das wäre fatal, denn wir haben Dank dem Fortschritt inzwischen so gute Arzneimittel auf dem Markt, dass wir sehr vielen Krankheiten schnell entgegen treten können und nicht immer geht es halt auf die pflanzliche oder homöopathische Art.
Zumindest ist das meine Ansichtsweise.

Die Frage ist aber doch eine ganz andere?

Eigentlich sind es dann doch gleich mehrere Fragen, denn machen wir uns überhaupt noch Gedanken darüber, was, wir wann und zu welcher Beschwerde auch immer, mal eben so in uns werfen?

Meine Erfahrung in der Arbeit mit Menschen hat mir zumindest bestätigt, dass wir mit diesem Thema sehr nachlässig umgehen.

Die meisten Menschen öffnen die Schachtel mit den Pillen und bevor überhaupt noch lange nachgedacht wird, hat man die erforderliche Menge schon geschluckt. Meist hat der Arzt schon die Dosis erklärt und das reicht dann dem Patienten völlig aus.

Doch mal ganz ehrlich, wer von Ihnen liest denn auch den Beipackzettel?

Immer wieder bekomme ich zu hören, da stände doch eh immer dasselbe drauf oder alles wäre so unleserlich klein geschrieben......

Gerade diese Nachlässigkeit ist es, die aber unter Umständen ins Auge gehen kann!

Ich möchte Ihnen bewusst an dieser Stelle mal deutlich machen, wofür oder wogegen verschiedene Medikamente überhaupt eingenommen werden sollen, was für Nebenwirkungen diese verursachen können und habe mir dafür einige sehr bekannte Namen ausgesucht.

„Schmerzmittel"

PARACETAMOL kennen wohl viele Menschen und ist ein Schmerzmittel, dass gegen leichte bis mittelstarke Schmerzen, sowie Fieber eingenommen wird.

In der Regel baut der Körper so eine Filmtablette nach gut zwei Tagen erst wieder ab.

Patienten, die aber nebenbei auch noch Schlafmittel einnehmen, laufen Gefahr, dass Leberschäden entstehen können.

Dieses Medikament sollte auch nicht eingenommen werden, wenn Antiepileptika mit Phenobarbital eingenommen wird!

DICLOFENAC kennen auch viele Menschen und die meisten Patienten wissen, dass es ein Schmerzmittel ist.

Fälschlicherweise wird es aber nicht selten auch bei Schmerzen eingeworfen, wofür oder wogegen dieses Mittel gar nicht die Wirkung hat, wie zum Beispiel die sehr häufig vertretenen Kopfschmerzen.

Dieses Medikament lindert nämlich die Schmerzen bei Gelenkerkrankungen!

Wenn Sie gleichzeitig auch noch Antibiotika einnehmen, kann dieses Medikament sogar epileptische Krampfanfälle auslösen!

IBUPROFEN lindert Schmerzen und Fieber bei Arthrose, rheumatoider Arthritis oder Rückenschmerzen und auch hier benötigt der Körper in der Regel bis zu zwei Tage, um es abzubauen.
Wer aber gleichzeitig den blutverdünnenden Wirkstoff ASS einnimmt, riskiert seinen Herzschutz und die Infarktgefahr steigt!

„Entzündungshemmer"

ETORICOXIB und **CELECOXIB** sind mit die besten Mittel bei Rheuma und rheumatischen Beschwerden.
Beide erhöhen aber das Blutungsrisiko bei gleichzeitiger Einnahme von Blutgerinnungshemmern!

„Antiallergika"

THEOPHYLLIN ist ein pflanzlicher Stoff, der gerne von Asthmapatienten gegen Atemnot eingesetzt wird.
Eine gleichzeitige Einnahme von Antibiotika mit den Wirkstoffen Erythromycin oder Ciprofloxacin kann zu Herzrasen, Übelkeit und Schlafstörungen führen!

„Diabetes"

METFORMIN kennen sicherlich sehr viele Menschen, die von Diabetes betroffen sind.
Wer aber gleichzeitig Blutverdünner, wie zum Beispiel das sehr bekannte Mittel Marcumar einnimmt, erhöht das Risiko zu einem Schlaganfall!

„Schnupfen"

OXYMETAZOLIN verengt die Blutgefäße in der Nasen-schleimhaut und soll die Nase, sowie die Zugänge zu Nebenhöhle wieder frei machen.
Bei gleichzeitiger Einnahme von verschiedenen trizyklischen Antidepressiva oder den bekannten MAO-Hemmern kann es aber zu erhöhtem Bluthochdruck kommen.

„Erkältung und Grippe"

Es gibt einige Grippemittel, die folgende Wirkstoff-kombinationen beinhalten: **PARACETAMOL, NOREPHEDRIN, DEXTRO-METHORPHAN**
Werden gleichzeitig noch Schlaf- oder Beruhigungsmittel eingenommen, kann sich die Wirkung von Grippemitteln verstärken. Bei gleichzeitiger Einnahme von MAO-Hemmern kann der Patient starke Nervosität und Unruhe verspüren, stark erregt sein, Fieber bekommen und auch der Blutdruck kann ansteigen.

Bei der Kombination von **PARACETAMOL, KOFFEIN, VITAMIN C, CHLORPHENAMIN** in Verbindung mit trizyklischen Antidepressiva, die Wirkstoffe, wie zum Beispiel **DOXEPIN, IMIPRAMIN, CLOMIPRAMIN, TRIMIPRAMIN, NORTRIPTYLIN, AMITRIPTYLIN** beinhalten, können Sehstörungen und Mundtrockenheit auftreten.

„Halsentzündung"

FLURBIPROFEN ist bekannt als schmerz- und entzündungs-hemmender Wirkstoff, der Schluckbeschwerden lindert.
Dieses Mittel schwächt die Wirkung von blutdrucksenkenden Medikamenten. Nebenbei besteht das Risiko einer Nierenfunktionsstörung, wenn gleichzeitig ACE-Hemmer eingenommen werden. In Verbindung mit kortisonhaltigen Mitteln, kann es sogar zu Magen-Darm-Geschwüren oder Blutungen kommen.

„Entzündungen"

PENICILLIN ist wohl das bekannteste Antibiotikum bei bakteriellen Entzündungen.
Was viele aber nicht wissen, ist die Tatsache, dass die Wirkung einer Antibabypille eingeschränkt wird. Weiter können bei gleichzeitiger Einnahme von Cholesterinsenkern Muskelschäden auftreten.

LEVOFLOXACIN ist ein Antibiotikum, welches bei Blasenentzündungen verordnet wird.

Zusammen mit Entzündungshemmern, wie zum Beispiel **DICLOFENAC** und **IBUPROFEN** können epileptische Krampfanfälle auftreten.

„Herz"

METOPROLOL ist ein bekannter Betablocker, der zur Behandlung von Bluthochdruck eingesetzt wird.
Wenn gleichzeitig Kalziumblocker mit Verapamil oder andere Herzmittel eingenommen werden, kann es zu **tödlichen** Herzrhythmusstörungen kommen! Das kann auch bei der gleichzeitigen Einnahme von blutdrucksenkenden Betablockern und Erkältungsmitteln mit dem Wirkstoff Ephedrin passieren.

SPIRAPRIL gehört zu den ACE-Hemmern, die den Blutdruck senken. Wichtig ist zu wissen, dass der Körper circa elf Tage benötigt, um den Stoff abzubauen.
Es gibt Psychopharmaka, die den Wirkstoff Lithium beinhalten und bei gleichzeitiger Einnahme eine Vergiftung des Blutes hervor rufen können.

„Psychische Störungen und Medikamente"

METHYLPHENIDAT ist unter anderem bei ADHS sehr bekannt.
In der Regel braucht der Körper fast zwei Tage, um dieses Medikament wieder abzubauen.
Zusammen mit Neuroleptika heben sich diese Medikamente in ihrer Wirkung gegenseitig auf.

LITHIUM wird gerne zur Vorbeugung von Schüben bei manisch-depressiven Psychosen angewendet.
Bei gleichzeitiger Einnahme von einigen bekannten Entwässerungsmitteln, können Ohnmachtsanfälle, Benommenheit und Händezittern vorkommen.

JOHANNISKRAUT wird sehr gerne als Stimmungsaufheller bei depressiven Verstimmungen und Episoden eingenommen.
Viele Menschen sind in dem Irrglauben, dass dieses Mittel keine Nebenwirkungen haben kann, da es ja rein pflanzlich ist.

Doch das ist FALSCH!

Wie bei allen Mitteln, sollte man sich darüber sehr genau erkundigen, sei es bei einem guten Apotheker, Heilpraktiker oder natürlich auch dem Arzt.
Johanniskraut kann nämlich die Wirkung von Antidepressiva oder einigen Herzmitteln sehr stark abschwächen.

Kommen wir nun zu weiteren tollen **Naturheilmitteln**, die gerade jetzt, wo psychische Krankheiten und Burnout auf dem Vormarsch sind, gerne eingenommen werden.

„Nervöse Anspannung"

SAUERAMPFER hat unglaublich viel an Vitamin C und Eisengehalt zu bieten. Damit werden Motivationssysteme in unserem Gehirn aktiviert und hilft gleichzeitig gegen Anspannung und sogenannte Stimmungstiefs.
In Verbindung mit Eisenkraut, Enzianwurzel und Holunderblüten, hilft es auch sehr gut bei Erkältungen und Husten.

„Gedankenkreisen"

LAVENDEL können sehr gut beruhigen und Sorgen lindern, da auf das Gehirn weniger Reize eingehen.
Dagegen kann ein Lavendelbad allerdings Stress entstehen lassen, da die Lymphozyten und Neutrophilen im Blut reduziert werden!

BALDRIAN beruhigt zwar, geht aber ins Blut und sollte daher nicht dauerhaft eingenommen werden, da es nach regelmäßiger Einnahme zellschädigend sein kann.

„Schlafstörungen"

KAMILLE wirkt auch sehr beruhigend und hilft dem Gehirn das Stresshormon Cortisol zu regulieren.
Dafür gibt es in der Apotheke spezielle Tabletten oder sogar Kombinationspräparate zum Einnehmen.
Achten Sie aber bitte auf Präparate, in denen der Wirkstoff Anthecotulid enthalten ist, denn die können allergische Reaktionen hervorrufen.

DATTELN fördern in unserem Körper den Wirkstoff Serotonin und können wunderbar den Schlaf einleiten.
Aber, Datteln enthalten auch Tyramin und Menschen, die unter Migräne leiden, können noch wesentlich größere Beschwerden nach Einnahme bekommen.

„Nervöse Magenschmerzen"

MELISSE fördert, wie bei kleinen Kindern auch, die Verdauung. Gleichzeitig wirkt sie krampflösend und regt auch die Bildung von Magensaft an.
Allerdings kann sie auf die Schilddrüse auch dämpfen wirken.

SCHAFGARBE helfen sehr gut bei Magenbeschwerden und Appetitlosigkeit. Weiter wird der Blutfluss zum Herzen verbessert und regt sogar den Kreislauf an.
In Verbindung mit Kamille hilft es auch bei Mund- und Rachenentzündungen.

„Angstzustände"

LINDENBLÜTEN beruhigt sehr gut die Nerven und hilft auch bei stressbedingten Angstzuständen. Lindenblütentee kann man heiß, aber auch sehr gut kalt genießen.

„Erschöpft und Ausgebrannt"

ROSENÖL wirkt Wunder, denn der Duft von Rosen wirkt sich sehr positiv auf unsere Stimmungslage aus.
Wenn man es Nachts im Schlafzimmer aufstellt, kann es auch für angenehme Träume sorgen.

WEIßDORN ist auch sehr beliebt, denn es verbessert nicht nur die Durchblutung der Herzkranzgefäße, sondern reduziert auch den Erschöpfungszustand deutlich. Selbst die

Kraftreserven nehmen wieder zu, wodurch dieses Mittel gerne bei Burnout eingenommen wird.

Aber, wenn noch andere Herz- und Nervenstärkende Mittel eingenommen werden, sollte die Einnahme unbedingt mit einem Arzt abgestimmt werden.

Das waren nur ein paar Mittel und Beispiele, dass auch Mutter Natur wunderbare Mittel hat, die nicht immer chemiehaltig sein müssen.

Zu guter letzt, aber noch das bekannte **ASPIRIN** !

In einem mir bekannten Fall wurde einem Patienten dazu angeraten, täglich eine Aspirin einzunehmen, die später durch eine Herz ASS ersetzt wurde, damit sein Blut besser laufen konnte.

Nach zehn Jahren lag dieser Mann mit einem Blutgerinnsel im Kopf auf dem OP-Tisch und die zuständige Ärztin bemängelte diese langjährige Verordnung, da sich die Adern bei einer so langen Einnahme perforieren.

Warum wissen das manche Ärzte nicht, die ihren Patienten solche Ratschläge erteilen?

Das alles waren nur ein paar ganz wenige Beispiele, die Ihnen vor Augen führen sollen, wie wichtig es ist, das neue Medikament, Mittel oder Präparat zu studieren, damit SIE alles darüber wissen.

Noch wichtiger ist es aber, dass SIE dem Arzt bei Verschreibung eines neuen Medikaments auch IMMER mitteilen, welche anderen Arzneimittel Sie bereits einnehmen, damit Ihnen Ihr Arzt dementsprechend gleich ein anderes Medikament verordnen kann und SIE auf der sicheren Seite sind.

Bitte rechnen Sie nicht damit, dass Ihr Arzt Sie deswegen auch noch abfragt, diese Zeit hat er in den seltensten Fällen.

Mit diesem Wissen sollten wir uns also mal fragen, was wir für uns selbst unter Umständen vermeiden können, wenn uns erfahrungsgemäß die Natur auch oder unter Umständen sogar vielleicht noch besser helfen kann.

Meine Rede ist hier zum Beispiel gerade der Vergleich zu den allseits bekannten Erkältungen, wo oft, meiner Meinung nach, viel zu schnell Chemie in uns befördert wird.
Deshalb möchte ich auch hier mal ein paar Ratschläge aufführen, die bereits vielen Menschen in der Vergangenheit sehr gut geholfen haben.

„Husten"

Beginnen möchte ich mit dem Husten, denn dieser ist leider keine Seltenheit und Hustenmittel gibt es auch wie Sand am Meer.
Die Pharmaindustrie und alle, die damit ihr Geld verdienen, würden Ihnen wahrscheinlich spätestens jetzt am liebsten das Buch aus der Hand nehmen, denn schließlich bewerben sie ausreichend Produkte zu diesem Thema.

Doch früher war das nicht der Fall und die Menschen schworen auf die berühmte **Zwiebel-Kandis-Mischung**.
Sie nehmen dafür ein Glas mit Deckel, sehr gut eignen sich alte Konserven-oder Marmeladegläser, schneiden eine große Zwiebel in kleine Würfel und befüllen dieses Glas dann schichtweise mit Zwiebeln und Kandis im Wechsel, bis es richtig voll ist.
Dann stellen Sie das Glas hin und warten, bis sich nach wenigen Stunden ein Saft ergibt, den Sie drei Tage lang, vier Mal am Tag mit jeweils einem Esslöffel zu sich nehmen.

Bereits jetzt kenne ich von vielen Menschen den Blick und auch die Gedanken.
Sie werden sich sagen, wie widerlich ist das denn oder das kann ja nicht schmecken oder dann stinke ich ja nach Zwiebeln.

Nun, lassen Sie es mich so formulieren, es gibt vieles was nicht schmeckt, uns aber wesentlich helfen kann und soll, auf eine natürliche Art und Weise, unsere Beschwerden zu lindern.

Gerade Sportler, die oftmals mitten in Wettkämpfen stehen, können sich chemie- oder alkoholhaltige Medikamente überhaupt nicht erlauben und sind dankbar für diese Rezeptur.
Im übrigen ist es auch ein Mittel, was für trockene Alkoholiker oder Menschen, die keinen Alkohol zu sich nehmen dürfen, wunderbar geeignet ist.

Wichtig ist aber bei dieser Einnahme, dass Sie den Sirup einnehmen und wirken lassen und nicht gleich mit einem anderen Getränk wegspülen, nur um dem Nachgeschmack zu entgehen.
Für solche Fälle empfehle ich dann eher gern ein Kaugummi.

Fakt ist, dieses Mittel hat sehr oft geholfen oder besser gesagt, ich kenne keinen Menschen, wo es bisher noch nicht geholfen hat und mein Freundes-, sowie auch mein Bekanntenkreis schwören inzwischen auf diesen Sirup.

Und glauben Sie mir, nur ganz wenige sind geschmacklich ein Fan davon geworden.

„Erkältung"

Was sich auch sehr gut in der Praxis bewährt hat, ist das japanische Heilpflanzenöl.
Viele Menschen schmieren sich bei Erkältungen damit zur Nacht den gesamten Brust-, Hals- und Nackenbereich ein, was insgesamt als sehr wohlfühlend beschrieben wurde und wird.
Nur sehr selten hat es bei Menschen allergische Reaktionen ausgelöst, in Form von anhaltendem Brennen und Hautreizungen, die meist im Halsbereich zu verzeichnen waren.
Selbst bei Gliederschmerzen hat sich dieses Öl schon sehr oft bewährt und wird immer wieder gerne dafür genommen und auch bei Schnupfen wirkt es sehr oft Wunder, wenn man morgens und abends mit diesem Öl inhaliert.
Dazu nimmt man sich eine kleine Schale mit heißem Wasser und träufelt ein paar von diesen Tropfen hinein. Danach setzt man sich bedeckt mit einem Handtuch über dieses Gefäß und inhaliert circa zehn Minuten, wobei man in den ersten fünf Minuten durch die Nase ein- und durch den Mund ausatmet.

Dieses Öl kann auch eingenommen werden, achten Sie dazu aber bitte auf die Hinweise, die Sie natürlich wie immer auf dem jeweiligen Produkt finden.

Was auch sehr gerne bei starken Erkältungen, mit den üblichen Gliederschmerzen, als Mittel genommen wird, ist eine Mischung aus 1/3 Olivenöl, 1/3 frische Zitrone und 1/3 Honig.
Alles zusammen einmal kurz aufgekocht, abkühlen lassen und dann auch drei Tage lang, viermal am Tag, jeweils einen Esslöffel zu sich nehmen.

Selbst Nasensprays hat man früher ersetzt, in dem man ¼ Liter Wasser mit einem Esslöffel Meersalz kurz aufgekocht hat.

Danach hat man dann darüber kopfüber mit einem Handtuch bedeckt, zehn Minuten gesessen und kräftig ein- und ausgeatmet. Etwas später wurde dieses Gemisch nach Abkühlung in Schräglage des Kopfes, einmal rechts und einmal links, durch die Nase genommen oder besser gesagt eingezogen, bevor man es dann in kleine Sprühfläschchen abfüllte.
Geholfen hat es auch und ist zudem wesentlich günstiger.

Empfehlenswert sind bei Erkältungen auch regelmäßige zehnminütige Fußbäder, die bei einer Temperatur von circa 41 Grad gemacht werden sollten. Dazu ist es ratsam, die Wassertemperatur nach und nach auf diese Gradzahl zu erhöhen und sich danach eine halbe Stunde auszuruhen.

Zu guter letzt kommt natürlich noch der Hinweis auf eine frisch gekochte Hühnerbrühe, die für den Körper allgemein sehr wohltuend ist.

Ich sage immer, jeder Versuch macht klug und ob es auch Ihnen hilft, das wissen Sie spätestens dann, wenn Sie es ausprobiert haben.

Trotzdem auch hier mein Rat, jede Erkältung kann ungeahnte Folgen haben oder mit sich bringen und schnell können die Bronchien oder die Lunge in Mitleidenschaft geraten.

Darum es ist nie verkehrt, sich noch zusätzlich von einem Arzt untersuchen zu lassen, damit man immer auf der sicheren Seite ist.

Und „immer" ist es die Psyche!

So oder so, angeblich ist es immer die Psyche.
Inzwischen sollen in etwa 9,1 Prozent der deutschen
Bevölkerung an oder unter psychischen Krankheiten leiden
und die Dunkelziffer ist natürlich alarmierend hoch.

Doch ist das wirklich so?

Ich kann und möchte diese Zahlen nicht so ganz glauben,
allein aus dem Grund, weil ich selbst mit Menschen zu tun
habe und mich sehr intensiv mit ihnen beschäftige.

Ich denke, es wird sich heutzutage einfach zu leicht gemacht,
einfach einen Zustand irgendwohin zuzuordnen und wenn es
nun mal die Überschrift „Psychisch erkrankt" trägt, dann wird
das einfach so akzeptiert.

Mal ganz ehrlich, wie gut kennt Sie Ihr Arzt?

In der Regel gehen Sie, wenn überhaupt, einmal im Monat für
circa 10 bis 15 Minuten in sein Behandlungszimmer und es
gibt Menschen, die in dem Irrglauben sind, man würde sich
dadurch gut kennen.
Nicht immer kann man einen Menschen durch diese kurze
Zeit, sofern sie sich überhaupt mit meinen Angaben deckt,
kennen lernen und sich über SIE persönlich ein Urteil bilden,
was Sie unter Umständen als „psychisch krank" einstuft.

Fakt ist nämlich, dass dadurch Fehleinschätzungen stattfinden
können, die heute keine Seltenheit mehr sind. Es ist Ihr
Verhalten, was ganz falsch aufgefasst oder auch interpretiert
werden kann, schließlich sind und bleiben es immer erst mal
Momentaufnahmen, was ich Ihnen gerne mit einem Beispiel
erklären möchte.

Eine Person hat es sich irgendwann mal angewöhnt, die Arztbesuche immer auf einen Montag zu legen. Unabhängig von den Beschwerden, war das auch grundsätzlich stets der traurigste Tag von diesem Menschen, denn dieser lebte in einer Fernbeziehung, wo man sich nur am Wochenende sehen konnte und jedes Mal tat der Abschied dann am Wochenanfang erneut besonders schwer.

Mit dieser Traurigkeit und einer gewissen vorhandenen Antriebslosigkeit, wurde dieser Person die Diagnose F 32.9 mit in die Krankenbescheinigung eingetragen, was eine näher, nicht bezeichnete depressive Episode bescheinigt.

Vielleicht war es einfach nur Schicksal, dass diese Person neugierig war und sich deshalb danach erkundigte, denn im wahren Leben war es eine glückliche, humorvolle Person, die nur Montags, insbesondere am Vormittag, mit etwas Wehmut zu kämpfen hatte.

Jedenfalls bestand sie nach einem persönlichen Gespräch mit dem Arzt darauf, dass diese Diagnose zurück genommen wird.

Verstehen Sie jetzt, wie schnell eine Fehldiagnose entstehen kann?

Unsere Psyche ist gut verborgen und man kann sie nicht sehen. Keiner kann das, egal wie gut er auch ist und welchen Titel er im Leben auch trägt.

Wir selbst können unsere Psyche manchmal gar nicht richtig zu- oder einordnen, wie sollte es dann ausgerechnet jemand fremdes schaffen.

Die Psyche wurde im Altgriechischen in sehr umfassendem Sinn verstanden und sogar zur Umschreibung der ganzen Person verwendet, ähnlich wie im Deutschen die Seele, also das kostbarste und wertvollste, was in uns ist.

Die Lebendigkeit eines Menschen zeigt uns oft wahrnehmbare Erscheinungen, doch wie diese interpretiert werden, ist auch wieder von Mensch zu Mensch ganz unterschiedlich.

Die Psyche beschreibt ganz einfach unser Innen- und Seelenleben, was bei jedem Menschen anders zum Vorschein kommt und letztendlich auch viel mit Erfahrungen, Sorgen, Belastungen und dem Gemüt eines Einzelnen zu tun hat.

Sie kann uns Streiche spielen, aber auch komplett verändern und kaum einem Menschen ist bewusst, was die Psyche so alles ausrichten kann.

Es gibt wirklich auffallend viele Fälle, in denen der Patient Schmerzen verspürt, wo die Ärzte aber trotz intensivster Bemühungen keine Ursache finden können, weil es unsere Psyche ist, die uns etwas sagen will.
Ich kenne einige Fälle, in denen die Schmerzen auch wieder weg waren, nachdem die Psyche behandelt worden war.

Wie unterschiedlich diese Symptome sein können, werde ich Ihnen in diesem Kapitel noch erläutern.
Fest steht jedenfalls, dass es mehr und mehr Bezeichnungen für bestimmte Ursachen gibt, die selbst als „eigentliche" Krankheit gar keine eigenen Diagnoseschlüssel haben.

Dazu gehört auch das wohl zur Zeit bekannteste Thema, nämlich Burnout!

Burnout ist keine eigenständige Krankheit, sondern ein Oberbegriff oder eine Sammelbezeichnung für den jeweiligen Zustand eines Betroffenen, aus dem sich dann die einzelnen und jeweiligen Diagnoseschlüssel ergeben, auch wenn es inzwischen für Burnout schon ein Kürzel, nämlich Z73 auf Krankschreibungen gibt oder geben kann.

Zumindest hat es schon sehr viel mit einer depressiven Episode zu tun und deshalb ist Burnout auch in jedem Fall sehr ernst zu nehmen, denn wie schlimm das Ausmaß werden kann, dass entscheidet nicht nur der Mensch selbst, der darunter leidet, sondern halt auch seine eigene Psyche und je eher er dafür etwas tut, umso eher kann dann geholfen werden.

Zumindest hört sich aber Burnout für viele Menschen nach außen hin schon wesentlich besser an, als wenn man unter Depressionen leidet und deshalb ist es gut, dass man sich als Betroffener schon mal unter diesem Begriff oder eher unter dieser Modekrankheit überhaupt Hilfe sucht.

Die Zahlen der Deutschen Rentenversicherung bestätigen deutlich, dass psychische Störungen zum häufigsten Grund für Erwerbsminderungsrenten geworden sind.

Schmerz ist nie gleich Schmerz und Krankheit nie gleich Krankheit. Jeder Mensch fühlt und erlebt einen Schmerz, einen Zustand oder eine Krankheit ganz unterschiedlich. Menschen reagieren verschiedenartig, sonst würde es auch für jede Krankheit nur ein Medikament geben.

Die Erfahrung in der Arbeit mit Menschen, die unter Burnout leiden oder litten zeigte deutlich, dass viele Dinge, Sorgen, Probleme, Belastungen hausgemacht oder reine Kopfsache waren und man nach einigen Gesprächen schon wieder effizienter und befreiter nach vorne schauen konnte.

Dazu gehört auch „Stress", doch Stress kann auch positiv sein, das vergessen nur viele Menschen leider und nicht jeder Patient, der unter Stress leidet und gelegentlich überfordert ist, bedarf einer Therapie oder muss medizinisch behandelt werden.
Auch wenn das der Pharmamarkt sicherlich ganz anders sieht, der für alles, immer das „passende Produkt" entwickelt hat.

Natürlich möchte ich Burnout keineswegs verharmlosen oder verallgemeinern, denn wie schon gesagt, Mensch ist nicht gleich Mensch und letztendlich zählen immer die Gesamtumstände. Das heißt, alles was dazu beigetragen hat, wie sich der Mensch fühlt und wie sehr es ihn belastet.

Trotzdem möchte ich an dieser Stelle anmerken, dass man immer frühzeitig Hilfe suchen sollte und nicht erst dann, wenn es zu spät ist.

Ich gebe an dieser Stelle dazu gerne das Beispiel mit den Zahnschmerzen.

Ich bin davon überzeugt, dass ein jeder von uns schon mal, mehr oder weniger, in den Genuss von diesen höllischen Schmerzen gekommen ist.
Und jeder tut dann auch sofort etwas, damit diese Schmerzen aufhören, denn sie sind nicht selten unerträglich.

Unsere Psyche möchte Ihnen manchmal zeigen, dass auch sie verletzt ist oder das es ihr nicht gut geht, aber sie schafft es meistens nicht, es genauso eindrucksvoll zu bewirken, wie halt Zahnschmerzen auftreten und uns dann handeln lassen.

Deshalb auch immer wieder mein gut gemeinter Rat, hören Sie auf Ihren Körper, bevor es zu spät ist.

Sicher wird sich an dieser Stelle so mancher fragen, was jetzt „zu spät" heißt.

Lassen Sie es mich einfach so sagen, jeder Körper reagiert anders und es hat schon Fälle von Burnout oder psychischen Belastungen gegeben, in denen ein Mensch zusammengebrochen ist oder sogar für eine Zeit bewegungsunfähig war.

Selbst epileptische Anfälle können urplötzlich durch Stress und Überbelastung hervortreten, auch wenn es dafür in der Vergangenheit noch niemals irgendwelche Vorzeichen gab.

Die Belastungen, den Kummer, die Sorgen, den Stress und nicht selten auch schon das ein oder andere Anzeichen des Körpers, haben wir aber schon eine ganze Weile registriert und wahrgenommen. Burnout kommt nicht von heute auf morgen, sondern ist immer ein schleichender Prozess!

Deshalb gilt es immer, so früh wie möglich zu handeln!

Eines ist doch nun mal klar, Burnout hat sehr viel damit zu tun, wie ein Mensch sich fühlt, wie es ihm seelisch geht, welche Belastungen auf ihn hereinbrechen und wie diese dann Wirkung zeigen.

Bekanntlich wird es an solch einer Stelle auch wieder Menschen geben, die jetzt die Augenbrauen hochgezogen haben und sich sagen, dass hört sich alles so übertrieben an, doch das ist es ganz sicherlich nicht und ich weiß genau, wovon ich rede.

Über das Thema Burnout gibt es viele Berichte, Bücher, Vorträge und noch einiges mehr und doch weiß ich, nichts ist genauer, als der Bericht von Menschen, die wirklich unter Burnout gelitten haben, die den Weg wieder in das normale Leben fanden und heute offen zugeben können, was sie auch damals alles falsch gemacht haben.

Ich gehöre ganz sicher dazu und darum kann ich mich auch über dieses Thema fachlich und gewissenhaft auslassen. Dazu kommt, dass ich inzwischen für viele Menschen zum festen Ansprechpartner geworden bin und auch deshalb von vielen Erfahrungen reden und berichten kann.

Wenn Sie selbst darüber nachdenken, gibt es dabei doch eh nur zwei Wege.

Entweder Sie machen jetzt weiter wie bisher, werden unter Umständen irgendwann so schwer krank, dass Sie gar nichts mehr machen können und somit dann natürlich vor einem Riesenproblem stehen oder aber Sie ändern jetzt etwas und können mit sehr hoher Wahrscheinlichkeit gesund in die Zukunft schauen.

Vor allem sollten Sie dabei grundsätzlich auch an die lieben Mitmenschen denken, die Ihnen wirklich wichtig sind. Ich erwähne das deshalb, weil gerade die Kinder unter solchen Bedingungen leiden können und meistens vergessen werden.

Burnout kann sehr heftig werden, aber SIE entscheiden, wie sehr es sich in Ihrem Körper breit macht und wie sehr Sie leiden müssen.

Und noch einmal:
Sie wissen längst, dass ich Ihnen da ja auch nichts neues schreibe, denn ich weiß aus Erfahrung, dass viele Menschen sich gerade am Anfang, mit den uns bekannten Symptomen, zunächst nicht richtig behandeln lassen, allerdings wohl bemerkt, auch nicht wollen.

Immer wieder gingen die Patienten zu ihren Ärzten und klagten nur über die üblichen Kopf- und Magenschmerzen, die bei Burnout sehr häufig auftreten können. Doch nur die wenigsten waren gleich ehrlich und nannten auch die mutmaßliche Ursache dafür.

In den meisten Fällen war das Schamgefühl wieder soweit ausgeprägt, dass sich jeder gedacht hatte, vielleicht wird es ja auch wieder von allein besser.

Das ist natürlich verlorene Zeit, denn wenn der Körper Ihnen schon solch ein Problem anzeigt, dann verdient er die gleiche Anerkennung, als wenn Ihre Zähne schmerzen und Sie ja auch sofort zum Zahnarzt gehen würden.

Bei solchen Problem geht das immer, warum also nicht, wenn es Ihnen seelisch nicht gut geht?

Hinterfragen Sie doch mal selbst Ihr Leben und vor allem Ihr Wohlbefinden.

Wie viel Belastung liegt derzeit auf Ihnen und wie hoch ist Ihr Stress?
Wie oft sind Sie müde?
Wie reagieren Ihre Freunde und Kollegen auf Sie?
Wie hoch ist Ihr Interesse an jedem einzelnen Tag und an Ihrem Beruf?
Wie oft fühlen Sie sich ausgebrannt?
Wie gut schlafen Sie und wie oft träumen Sie von der Arbeit?
Wie sehr haben Sie sich verändert?
Wie oft am Tag quälen Sie negative Gedanken?
Hat sich Ihr Ess- und Trinkverhalten geändert?
Sind Sie in letzter Zeit vermehrt gereizt, lustlos, nervös?

Wenn Sie einen Großteil der Fragen bereits bejahen konnten, dann machen sie sich doch mal Gedanken darüber, warum das so ist und vor allem, was SIE dagegen tun können?

In solchen Fällen reicht oftmals ein einfaches Blatt Papier, auf dem Sie links Ihre Probleme und Gründe aufführen und sich rechts dazu selbst Bemerkungen machen, welche Lösung für Sie in Betracht gezogen werden könnte.

Nur SIE selbst können diese Analyse am besten durchführen, denn nur SIE können in sich reinhorchen und wissen damit, was Sie so sehr belastet oder Ihnen auf der Seele brennt.

Ein Arzt kann Ihnen nur vor den Kopf schauen, Sie aber hinein.

Um Ihnen aber adäquat helfen zu können, muss sich der jeweilige behandelnde Arzt ein Gesamtbild von den psychischen Problemen und den ganzen Faktoren machen, die letztlich zum Zustand geführt haben.

Und das können nur SIE, wenn Sie wirklich ehrlich sind!

Natürlich gibt es noch weitere Beispiele, aber wenn Sie etwas für Ihren Körper und für Ihre Gesundheit langfristig tun möchten, dann hören Sie auf alles, was Ihr Innerstes Ihnen sagen will, denn nichts passiert ohne Grund und hat in den meisten Fällen eine Ursache.

Wenn Sie das Thema Burnout besonders interessiert, so kann ich Ihnen mein Buch **„Burnout – Die Seele schreit!"** bestens ans Herz legen. Alle nötigen Informationen dazu, finden Sie am Ende dieses Buches.

Nahrungsmittelunverträglichkeiten, speziell das Wort Histaminintoleranz oder auch einfach Histaminose sind bei weitem nicht selten Ursachen der Psyche und können oftmals unter Umständen sehr gut behandelt werden, wenn der Patient dazu bereit ist, sich unter anderem auch mit seiner Psyche mal auseinander zusetzen.

Hier fängt generell immer das erste Problem an, denn viele Menschen denken noch immer an die rote Couch, wenn sie etwas von der Psyche hören.

Die Arbeit mit den sogenannten „Psychofuzzis" wird nicht selten belächelt und gilt bei vielen als eine Arbeit, die nur bei den Menschen getätigt wird, die sowieso einen an der Waffel haben.

Nur glauben Sie mir, wer diese Aussage heutzutage noch vertritt, ist in meinen Augen nicht nur dumm, sondern lebt selbst ohne jeglichen Verstand.

Es gibt kein stark oder schwach, groß oder klein, alt oder jung, sondern es gibt ganz einfach Sorgen, Belastungen und vor allem Schicksale, die jeden Menschen verzweifeln lassen können. Im Gegenteil, die bipolare Störung oder manisch-depressive Erkrankung kommt auch schon bei ganz kleinen Patienten vor, die gerade mal zwei oder drei Jahre alt sind.

Ich möchte Ihnen dazu eine sehr bekannte Geschichte, sozusagen als kleines Beispiel aufzeigen, auch wenn es noch ganz andere Schicksale im Leben gibt.

Es ging dabei um eine sehr nette Familie aus dem Nachbardorf, die ich persönlich kannte und nie vergessen werde. Eine Familie, die ganz normal, wie jede andere auch, ihren Alltag bestritten hat. Ich kannte die Eltern, den Sohn und vor allem die beiden Töchter, die beide sehr hübsch und nur etwas jünger, als ich selbst waren.

Eines Tages hatte der Mann einen schweren Arbeitsunfall und verlor dabei seinen rechten Arm. Noch im Krankenhaus bekam er dann einen heftigen Schlaganfall und war ab diesem Zeitpunkt linksseitig gelähmt, was für die Familie zu einer schweren Belastung wurde.
Ein halbes Jahr später verlor die Familie dann ihren Sohn und Bruder bei einem Motorradunfall. Der Kummer muss wohl so groß gewesen sein, dass der Vater nur wenige Tage später einen Herzinfarkt bekam und verstarb. Viele aus dem Umfeld waren fassungslos und teilten die Trauer und immer wieder fragte man sich nach dem „Warum".
Ein Jahr später waren die zwei Töchter mit dem Auto gemeinsam auf dem Weg zur Arbeit, als sie wie fast immer an einer Kreuzung halten mussten, da die Ampel rot zeigte. Ein

nachfolgender LKW hatte an dieser Gefällstrecke eine viel zu hohe Geschwindigkeit bekommen und wie man später ermitteln konnte, auch ein Problem mit den Bremsen. Er krachte in den Kreuzungsbereich hinein, schob alle Autos über die Kreuzung vor sich her, bis er auf der anderen Seite durch Bäume gestoppt wurde. Für die beiden Mädchen vor ihm und zwei andere Menschen kam jede Hilfe zu spät, sie waren sofort tot.

Ich war an diesem Tag an der Arbeit und wartete schon dauernd auf die beiden. Irgendwann erzählte mir dann eine Kollegin, dass sie wohl krank seien und nicht kommen würden. Im Unterbewusstsein hörten und verzeichneten wir alle die Meldung im Radio, dass es an einer Kreuzung in unserer Stadt einen schweren Unfall gegeben hätte und dort alles weiträumig gesperrt wäre. Alle fünfzehn Minuten wurde darüber berichtet, wohl auch, weil ein so folgenschwerer Unfall sich bis zu diesem Zeitpunkt wohl noch nicht ereignet hatte. Aber wir ordneten ihn nichts und niemanden zu.

Einen Tag später erfuhr ich dann die ganze Wahrheit und war selbst traumatisiert. Warum diese beiden Mädchen, warum diese Familie?
Natürlich bekam ich darauf keine Antworten, genauso wenig wie die Mutter, die ihren Mann und all ihre Kinder verloren hatte.
Möchte an dieser Stelle noch jemand behaupten, er würde über solch einem Schicksal stehen?

Es ist das Leben, es war nur „ein" Beispiel und glauben Sie mir, ich kenne von solchen Schicksalen noch wesentlich mehr. Leider.

Was wir für Erfahrungen machen müssen, bestimmen wir nun mal nicht selbst und viele Menschen tragen Erlebnisse in sich, die sie einfach nie verdaut oder abgearbeitet haben und irgendwann wird es der Psyche zu viel und dann kommt alles hoch.

Es ist zu vergleichen mit einer Regentonne, in die immer wieder etwas mehr Wasser kommt und irgendwann läuft sie bekanntlich einfach über.

Genau so ist es auch mit unserem Seelenleben und viele Menschen sind verwundert darüber, dass sich oftmals gerade die ganz alten Erfahrungen, Sorgen oder Belastungen wieder melden.

Nur wie der Körper letztendlich reagiert, dass kann niemand vorher sagen. Sie können einfach nur müde und ausgebrannt sein, aber auch Schmerzen in den ungewöhnlichsten Bereichen bekommen. Es kann sein, dass plötzlich „nur" Stressflecken auftreten, die nicht nur unschön sind, sondern auch erheblich zu Juckreizen führen oder Sie vertragen plötzlich das ein oder andere nicht mehr.

Was kann ich für mich tun?

Für sich selbst, können SIE am meisten tun, deshalb wird dieses Kapitel auch mit das längste werden!

„Tu deinem Leib etwas Gutes, damit deine Seele Lust hat, darin zu wohnen."
Winston Churchill

Ein sehr wahres und zutreffendes Zitat!

Wie schon beschrieben, braucht Ihr Körper kontinuierlich eine ausgewogene Ernährung und auch Bewegung!
Egal ob Sie spazieren oder schwimmen gehen, aber tun Sie etwas mehr, als jeden Tag nur am Computer zu sitzen.

Auch die Ernährung kann unter Umständen der Auslöser dafür sein, dass es Ihrer Psyche überhaupt nicht gut geht.
Es gibt schließlich nicht wenige Menschen, die bei Hungergefühlen sogar schlechte Laune bekommen, was auch nur ein Indiz dafür ist, wie wichtig für uns die Ernährung ist oder sein kann.

Lernen Sie, dass es außer der Arbeit auch noch ein Leben, ein Privatleben gibt und kommen Sie jetzt bitte nicht mit der Aussage, von nichts kommt auch nichts, denn das weiß ich sicher selbst.

Ich selbst war früher ein Worcoholic und weiß deshalb sehr genau, wovon ich hier schreibe.
Die neueste Technik macht es inzwischen möglich, dass wir ständig und überall erreichbar sind und wir haben sehr oft verlernt, auch mal wieder abzuschalten.
Und damit meine ich jetzt ganz sicher nicht das jeweilige Gerät!

In vielen Fällen glauben die Menschen immer noch, dass ihre täglichen Aufgaben so wichtig sind, dass man das private Leben nach hinten legen müsste, was der größte Fehler ist, denn wenn Sie morgen unverhofft, aus welchen Gründen auch immer, ausfallen und umliegen, dann geht es auch weiter und es wird plötzlich für alles eine Lösung geben.
Denken Sie einfach mal darüber nach, denn ich rede aus Erfahrung und war da, wo Sie hoffentlich nie hinkommen müssen!

Vielleicht fragen Sie sich schon längst, was SIE persönlich denn wirklich für Ihre Psyche tun können?

Ich sage Ihnen, sehr viel!

Ich nehme dafür ein Wort, welches mich persönlich immer wieder zum Erstaunen bringt, denn ist so eine Art Alibi von Menschen, die nicht mehr weiter wissen und bei denen es im Privatleben oft fünf vor zwölf ist.

ALLTAG

Was für ein tolles Wort!

Das meine ich allerdings mehr als ironisch, denn Alltag ist jeden Tag und nicht mehr.

Viele Menschen neigen leider dazu, sich von Tag zu Tag immer mehr gehen zu lassen und die damit verbundene Zeit oberflächlicher werden zu lassen, was ich Ihnen gerne mit einem meiner Lieblingsthemas verdeutlichen möchte.
Es ist gleichzeitig auch das Thema, was bei vielen Menschen neben einem Trauma zu den größten Belastungen führt und auch Hauptursache für ein Burnout oder eine depressive Episode sein kann, nämlich die Partnerschaft oder die Beziehung.
Schließlich kann uns gerade die Liebe immer wieder Flügel wachsen lassen.

Wir kennen es doch alle, am Anfang lernt man sich kennen und die Zeit scheint nicht still stehen zu wollen.
Nichts ist uns zu schwer, kein Weg ist uns zu weit, etliche liebevolle SMS werden verschickt und die Gefühle fahren auf allerhöchstem Niveau Achterbahn.
Dann kommen zwei Menschen zusammen und ganz langsam nimmt man nach und nach schon die ersten Kleinigkeiten hin und fängt an, dass ein oder andere dabei zu vernachlässigen.

Sicher weiß ich selbst, dass es zumeist nie den perfekten Menschen gibt und man immer die ein oder anderen Kompromisse machen muss. Darum geht es aber gar nicht, aber man sollte sich selbst darüber klar werden, in wie weit man mit diesen Kompromissen leben möchte, ohne sich selbst dabei zu verbiegen, zu verändern oder wo einem die Lebensqualität, sowie auch die Wünsche eingeschränkt werden.

Plötzlich sind nun andere Dinge einfach wichtiger und nicht selten erlebe ich es, dass gerade bei den Männern die ersten Weichen in die falsche Richtung gestellt werden.

Samstag Abend „muss" dann in vielen Fällen nun einfach die Sportschau geschaut werden und wenn es geht, noch gleich die erste Flasche Bier dazu.
Überhaupt wird sehr oft die Fernbedienung zur „Chefsache" und es wird in den seltensten Fällen noch nachgefragt, was die Frau vielleicht schauen möchte.
Glauben Sie mir, es ist leider kein Einzelfall und an dieser Stelle muss ich schon sagen, hier wird auch grundsätzlich der erste Fehler von der weiblichen Seite erbracht, denn es gehören zu jedem Zustand immer zwei Personen, einer der macht und einer der machen lässt.

Das gemeinsame Miteinander verabschiedet sich langsam, weil immer öfter Dinge wichtiger werden, die am Anfang des Kennenlernens überhaupt keine Bedeutung gehabt haben.

Wenn es nicht der Fernseher ist, wird der Computer wichtig und der ein oder andere rechtfertig sich mit seiner Spielerei, dass er einen schweren Tag gehabt hat und erst einmal wieder runter kommen oder abschalten muss.

HALLO!?!?!?!?!?!

Wie egoistisch muss man sein, um solche Hilfsmittel dafür zu nehmen?

Wenn Ihr Partner das gut findet, kein Problem, allerdings ist es in der Regel nicht so.

Warum schnappt man sich nicht den Menschen, der einem doch so wichtig zu sein scheint und geht mit ihm eine Runde spazieren oder macht mit ihm etwas gemeinsam?

Vernachlässigen ist keine Kunst, aber einen Menschen zu lieben dagegen schon!

In vielen Fällen sind beide Partner berufstätig und trotzdem gehört der Haushalt, mit all seinen Aufgaben, ganz allein der Frau und ich frage mich immer wieder, wo das eigentlich steht und wer das so erfunden hat?

Ich bin davon überzeugt, dass auch der Mann zwei gesunde Hände hat und das ein oder andere der Partnerin mit ruhigem Gewissen abnehmen kann.

Auch an dieser Stelle sollte bitte die Bemerkung erlaubt sein, dass sehr oft die Aussage kommt, „"das kann ich nicht." Man(n) kann alles, wenn man es will und wenn einem der Partner wichtig ist und etwas bedeutet!

Es sind immer die sogenannten Kleinigkeiten, die sich Stück für Stück vermehren und irgendwann zu einer gewaltigen Lawine werden.

Alles geht solange gut, bis man sich vielleicht irgendwann selbst fragt, ob es überhaupt noch eine Beziehung wert ist!

Nicht selten gelangt man zu der Überzeugung, dass man den Partner ja an seiner Seite hat und man sich deshalb auch ruhig gehen lassen kann. Plötzlich macht man sich nur noch dann Chic, wenn man mal ausgeht und läuft ansonsten teilweise wie der letzte Mensch herum.

Dabei ist es sehr wichtig, dass man sich im gemeinsamen Leben genauso attraktiv findet und man sich gegenseitig begehrt.

Wann haben Sie Ihren Partner das letzte Mal so richtig herzlich in den Arm genommen?

Wann haben Sie ihm das letzte Mal gesagt, was sie für ihn empfinden?

Wann haben Sie zuletzt dem Partner mal mit irgendetwas netten überrascht?
Das muss nicht immer materiell sein, denn es gibt so viele Möglichkeiten, dem Partner eine kleine Freude zu bereiten.

Liebe ist schwer zu finden, doch leicht zu verlieren.

Nicht an dieser Stelle abwinken, sondern mal darüber nachdenken, denn in der Kennlernphase haben Sie es meist doch auch ständig getan!
Ich bin mir bewusst, dass sich jetzt der ein oder andere fragen wird, was ist das jetzt eigentlich für ein Buch und was hat das jetzt mit dem eigentlichen Thema zu tun.

Ich kann es Ihnen verraten, sehr viel!

Eine gute gesunde Beziehung lässt uns sprichwörtlich fliegen und gibt uns unwahrscheinlich viel Kraft.
Kraft, die wir dringend benötigen, um viele andere Sorgen, Probleme oder Belastungen zu ertragen oder abzuarbeiten.

Wenn wir privat glücklich sind, kann uns kaum etwas erschüttern, es ist unsere sogenannte Basis, die uns stark macht und wo sich unser Köper wohlfühlt.
Sobald wir aber verletzt oder traurig aus einer Beziehung gehen und damit meine ich jetzt noch nicht eine Trennung,

werden wir es am Tag schwer haben, denn unsere Gefühle prägen uns, egal wie gut wir auch schauspielern oder wir etwas verdrängen können.

Die Folge ist absehbar, denn wenn sich nichts ändert, wird es unter Umständen irgendwann zu dem Punkt kommen, wo sich unser Körper, unsere Psyche, unser Innerstes meldet und wir angeschlagen sind.
Wie sich das dann auswirkt, ist ganz unterschiedlich, aber sehr oft zieht man sich mehr und mehr zurück, bis es unter Umständen zu einer Trennung kommt oder es gibt dann irgendwann einen Gang zum Arzt und damit sind wir wieder bei dem Punkt.

Es ist doch d(ein) Leben!

SIE wissen, warum es Ihnen so schlecht geht, SIE kennen schon die Ursache und Ihr Körper reagiert auf die Eingaben, die SIE ihm täglich, in welcher Form auch immer, gegeben haben.

Dem Arzt erläutern Sie jetzt aber nur Ihre Beschwerden oder Ihr allgemeines Unwohlsein, die wahren Gründe scheinen ihn, Ihrer Meinung nach, ja nichts anzugehen.

Vielleicht glauben Sie das wirklich, vielleicht wissen Sie es auch gar nicht anders, vielleicht ist es auch nur wieder der Scham, der die Lippen diesbezüglich verschlossen hält.
Fakt ist aber, wenn man die wirklichen Ursachen kennt, kann man auch zielgerecht einen Menschen behandeln oder auch therapieren.

Damit schließt sich wieder der Kreis, dass auch verschiedene Medikamente unter Umständen überflüssig wären und Ihr Körper entlastet wird, denn Medikamente, die das Seelen-leben dämpfen, haben in der Regel nicht nur erhebliche

Nebenwirkungen, sondern lassen uns in vielen Fällen auch erheblich zunehmen.

Wieder ein Punkt, der bekanntlich einen Menschen nach unten ziehen kann, denn es gibt sehr viele Personen, die dann unter ein paar Kilos zuviel, wahnsinnig leiden.

Haben Sie jetzt verstanden, warum dieses Thema ein so wichtiger Punkt ist?

Gut, dann lassen Sie mich darauf auch noch einmal eingehen, denn ich war noch längst nicht fertig.

Eine gesunde Beziehung oder Partnerschaft bekommt man nicht geschenkt, dafür muss man etwas tun. Nicht nur am Anfang, sondern auch jeden Tag danach.

Es bedeutet täglich miteinander und füreinander zu arbeiten und wie schwer oder aber leicht diese Arbeit ausfällt, das bestimmen letztendlich Sie allein.
Je mehr Sie es zulassen, dass Gewohnheiten ihren Freiraum bekommen, umso höher ist die Gefahr, dass Sie irgendwann später dagegen ankämpfen oder darunter leiden müssen.

Eine Erfolgsformel für ein gesundes Miteinander ist neben dem notwendigen Respekt und der Achtung immer reden, denn nur wer redet, bekommt auch Antworten.

Denken Sie immer an den Anfang, denn da konnten Sie ja auch noch über alles reden und so sollte es auch später in Ihrem Leben weitergeführt werden.

Ich empfehle Paaren dazu gerne, sich jeden Tag eine Zeit auszusuchen, die realistisch ist und wo sich ein Paar zusammen setzt, vielleicht bei einer Tasse Kaffee oder was auch immer und wo man über alles redet und vor allem, wo man auch zuhört, denn selbst das ist eine Art von Respekt dem Partner gegenüber.

Ehren, Achten, Lieben! Das hat jeder Mensch verdient!

Reden verbindet, das war schon immer so und wird immer so bleiben!

Ein weiterer Punkt ist auch das Materielle!

Viele Menschen haben sich irgendwann dazu entschlossen, ihrem Leben zusätzliche Belastungen zu geben, in dem sie sich ein Haus angeschafft haben.
Ich habe dieses Beispiel bewusst genommen, denn es ist auf jeden Fall immer Zeitgemäß und war in vielen Gesprächen der Hauptgrund für zwischenmenschliche Probleme.

Generell ist es sicher eine gute Sache, wenn es bestens durchdacht und realistisch kalkuliert worden war. Es darf einfach nicht passieren, dass hinterher das Leben so stark eingeschränkt wird, dass der gemeinsame Urlaub oder andere Freizeitmöglichkeiten nicht mehr ausgeübt werden können.
In dem Moment, wo eine Anschaffung zur negativen Belastung wird, hat man etwas falsch gemacht oder sich schlichtweg verkalkuliert.

Es sind die Erfahrungen, die ich hier wieder gebe, denn nicht selten waren die Belastungen dann irgendwann so groß, dass die Beziehung darunter leiden musste und es zur Trennung kam.

Deshalb auch hier mein guter Ratschlag, wenn Sie sich etwas gemeinsames anschaffen möchten, machen Sie sich, wie bei vielen anderen Dingen auch ratsam, eine Positiv-Negativ-Liste, auf der Sie das Für und Wider auflisten und dann in

Ruhe gemeinsam beratschlagen, ob es tatsächlich für Sie in Betracht kommt.

Besitzdenken hat nicht immer etwas mit dem Materiellen zu tun, sondern leider ist es auch nicht selten, dass der Partner als „Besitz" angesehen und regelrecht geklammert wird. Erfahrungsgemäß auch leider ein Punkt, der dazu führt, dass es immer wieder zu Spannungen kommt, die sich in einer Seele festsetzen und zu enormen Belastungen führen.

JEDER Mensch braucht seinen persönlichen Freiraum, auch innerhalb einer Partnerschaft und wenn der nicht gegeben ist, muss man sich die Vertrauensfrage stellen, denn ohne ein gewisses Maß an Vertrauen, wird nie eine Beziehung richtig funktionieren können.

Womit wir natürlich auch bei dem Punkt „Eifersucht" sind, der schließlich genauso viel mit dem gegenseitigen und so wichtigen Vertrauen zueinander zu tun hat. Das auch damit ein Mensch in seiner Persönlichkeit und teilweise sogar in seinem Leben eingeschränkt wird, sollte jedem Menschen absolut klar sein. Wir können und dürfen niemanden ändern oder verbiegen, sondern wir lernen einen Menschen kennen und müssen ihn dann auch so annehmen, wie er sich uns von Anfang an präsentiert hat. Entweder wir akzeptieren das oder wir sollten es sein lassen, aber uns dann nicht erst hinterher über Dinge beschweren, die uns offensichtlich bekannt waren.

Bevor sich jetzt gleich alle Singles beschweren, natürlich komme ich an dieser Stelle auch zu Ihnen.

Wer mich in einer bestimmten Fernsehshow gesehen hat, kennt schon meine Kernaussage, nämlich das der Mensch grundsätzlich nicht für das Alleinsein geschaffen ist.

Natürlich kenne ich und gibt es Ausnahmen, die aus welchen Gründen auch immer, ihr Leben allein verbringen möchten und sich nach ihren Angaben auch dabei wohl fühlen, was aber sicher nicht die Masse ist und es gibt schließlich circa 16 Millionen Singles allein nur in Deutschland!

Wie gesagt, es sind Ausnahmen, denn die Masse sucht schon einen Partner, wobei und für was auch immer, was die vielen Singlebörsen und Partnerschaftsinstitute ja auch bestätigen, die es heutzutage gibt.

Fakt ist auch, dass gerade das ungewollte Singleleben sehr oft zu depressiven Verstimmungen führt oder führen kann.
Dem Mensch fehlt einfach die Zweisamkeit, die Harmonie, das Glück, die Wärme, die Schulter zum Anlehnen, einfach der Partner, mit dem man jeden Tag sein Leben verbringen und vor allem genießen möchte.
Nicht selten bleibt dabei dann auch die Ernährung auf der Strecke, denn nur wenige Singles kochen tatsächlich für sich frische Produkte und greifen dann doch lieber zu Fast-Food oder Tiefkühlprodukten, wobei da ja nicht alles schlecht ist.
Trotzdem ist das Kochverhalten in einer Beziehung nun mal meistens intensiver und Liebe geht ja bekanntlich auch durch den Magen.

In wie weit ein jeder Single diesen Weg der Partnersuche geht, das bestimmt auch jeder für sich selbst. Mich hat das Thema eine Zeit lang brennend interessiert, ganz einfach weil ich noch überlege, auch darüber mal zu schreiben und habe doch einige Menschen gefunden, die auf unterschiedlichste Weise mit der Singlesuche ihre Erfahrungen gemacht und leider auch viel Lehrgeld bezahlt haben.

Ohne darauf näher einzugehen, ich habe aber keinen Single gefunden, der seinen Traumpartner auf diesem Weg gefunden

hat, wobei ich natürlich nicht ausschließen möchte, dass es das tatsächlich auch gibt und es wirklich machbar ist.
Die Frage, die man sich hierbei allerdings stellen muss ist doch eher die, was bin ich bereit zu tun und welche Wege kann und möchte ich gehen?

Nicht jedem Menschen ist es gegeben, dass er sich mit einem Foto in der Öffentlichkeit präsentieren kann oder möchte, was ja fast in jedem Singleportal gefordert wird, damit überhaupt Zuschriften erfolgen können oder werden.
Allerdings ist die Gefahr, dass Kollegen, Nachbarn oder Familienmitglieder solch ein Foto dann auch im Netz finden können, schon sehr groß und hat nicht selten zu einigen peinlichen Situationen geführt.
Ich persönlich kenne jedenfalls genug Menschen, die diesen Schritt ganz sicher nicht wagen würden, auch um ihren guten Ruf nicht zu verlieren.

Natürlich meldet man sich dort nur mit einem Pseudonym an, doch meist reicht es schon aus, die Postleitzahl anzugeben, um dann alle Singles aus der jeweiligen Stadt präsentiert zu bekommen.

Dazu kommt dann noch der Umstand, dass man sich mit den jeweiligen Interessierten auch irgendwann treffen möchte oder sollte ich lieber sagen, muss und manchmal fragt man sich spätestens dann, warum man diesen Weg gegangen ist.

Wenn man ganz viel Pech hat, ist das Foto schon ein Fake oder einfach nur uralt gewesen und auch bei den vielen geschriebenen Übereinstimmungen, gibt es plötzlich sehr viele Bedenken, die uns dann an allem zweifeln lassen.

Ich beobachte das schon eine geraume Zeit, wie gesagt, ich werde vielleicht später dazu gesondert schreiben, aber selbst diese diversen sozialen Netzwerke sind kein Garant dafür, dass man den Partner fürs Leben findet. Schließlich tummeln sich auch da alle Sorten von Menschen und ich finde es immer wieder amüsant, wenn man mal mit diesen Menschen schreibt und diverse Gegensätze aufdeckt.

Natürlich beschreibt sich jeder Mensch von seiner allerbesten Seite und zählt auch ordentlich alles auf, was ihm so wichtig ist. Oftmals wird dann geschrieben, naturliebend, geht gerne spazieren, trifft sich sehr gerne mit Freunden, aber wenn man mal genauer hinsieht, ist diese Person ständig am Computer, egal um welche Uhrzeit und da kann das Wetter auch noch so schön sein.

Schauen Sie mal selbst und Sie werden sicher das ein oder andere Mal in Zukunft lächeln müssen, sofern Sie in solch einem Portal vertreten sind.

Allerdings sehe ich gerade diese Netzwerke inzwischen auch als sehr gefährlich an, denn viele Menschen leben bereits so sehr in dieser virtuellen Welt, dass sie das eigentliche Leben vergessen oder aber auch wesentlich vernachlässigen.

Wie gesagt, ich schreibe ja nur über Erfahrungswerte und da war es dann doch eher so, dass es nicht geklappt hat und ein jeder draufgelegt hat, mit was auch immer und der eine viel, der andere wenig.

Keine Frage, den passenden Partner zu finden ist wirklich nicht leicht, aber auch niemals hoffnungslos.
Ich rede ja auch da aus Erfahrung und kann eines mit Gewissheit sagen, wer glaubt, der richtige Partner würde mal eben so an der Haustür schellen, der lebt wahrscheinlich im falschen Film oder hat eine zu große Portion Naivität in sich.

Also muss man etwas tun, wobei ich hier sicher nicht der Experte bin und zu etwas raten kann, außer natürlich, dass man ihn in den wohl seltensten Fällen zuhause finden wird.

Vielleicht hilft aber auch meine ganz persönliche Erfahrung: Suche nicht, dann wirst Du gefunden!
Wenn man am wenigsten mit etwas rechnet, kann unter Umständen das größte Glück vor die Füßen kommen oder man stolpert ihm entgegen, oder man schaut ganz unerwartet in zwei Augen, die so einmalig und bezaubernd sind, dass man sofort spürt und fühlt, man hat den Menschen für´s Leben gefunden, wer weiß das schon.

Jedenfalls ist die Wahrscheinlichkeit, dass wir draußen im Leben einem Menschen begegnen wohl wesentlich höher, als wenn wir zuhause auf der Couch liegen bleiben.

Wie auch immer, SIE kennen fast immer die Gründe, die Ursache, die dazu beigetragen haben kann, warum es Ihnen schlecht geht.
Also belügen Sie sich nicht selbst, sondern stehen Sie dazu und verraten Sie Ihrem behandelnden Arzt so gut wie alles, damit Sie bestens behandelt werden können.

Mit den Händen heilen!

Es ist längst erwiesen, dass die Massage eine der ältesten, sanftesten und natürlichsten Heilmethoden ist.
Bereits vor über 5000 Jahren wurden in China schon Heilmassagen durchgeführt, was die Grundlage für die Entwicklung der Akkupressur und Akupunktur bildete.
Hingegen waren die alten Ägypter die Vorläufer für die allseits bekannte Reflexzonenmassage, wobei auch schon damals duftende Aromen eingesetzt wurden und heute gerne Aromaölmassagen in Anspruch genommen werden.

Wenn ein Mensch Schmerzen verspürt, so legt er instinktiv seine Hände auf die schmerzende Stelle und wird sich je nach Wirkung die Stelle wärmen oder reiben.

Es ist auch eine Art der „Selbstheilung" die sogar schon bei Kindern beobachtet werden kann und die viele Erwachsene für sich als gut empfinden, wenn es uns schlecht geht.

Wir nutzen dann also alle die heilende Kraft der Hände!

Massage ist so uralt und vielen Menschen ist es gar nicht bewusst, wie oft wir mit den Händen etwas gutes tun können.

Wir sind auf der Suche nach allem, was unserem Körper gut tun kann und sehen den Wald vor lauter Bäumen nicht, unsere Hände!

Es gibt viele Arten und Möglichkeiten der Selbstbehandlung, in denen Sie selbst bestimmen können, wie Sie den Kontakt zu sich selbst intensivieren können.

Sie können nämlich in der Tat etwas gegen Erkältungen, Verdauungsprobleme, Erschöpfungen, depressive Verstimmungen, Schlaflosigkeit oder auch Schmerzen tun und bewirken.

Zu guter Letzt möchte ich Ihnen dazu ein ganz bestimmtes Buch ans Herz legen, falls Sie jetzt neugierig geworden sind oder Interesse bekommen haben, denn dieses Buch erklärt Ihnen sehr genau die Anwendungen der Massagen bei Beschwerden von A - Z:

Mit Händen heilen – von David Chang

Trauma und Depressionen

Wenn man Menschen fragt, was ist eigentlich ein Trauma, kommt häufig die Antwort, alles was mit einem Umglück oder mit einem gewaltvollen Erlebnis zu tun hat.

Das ist sicherlich richtig, allerdings gibt es für unsere Psyche noch eine ganze Reihe von weiteren traumatischen Erlebnissen, die sich auch durch Bedrohung oder stressreiche Ereignisse in uns festsetzen können und die unserem Gehirn Angst vermittelt haben und sich auf unsere Persönlichkeit auswirken können.
Manchmal wissen das Menschen nur gar nicht, weil sie es einfach nicht besser wissen können.

Wie ein Mensch mit Angst oder Erlebnissen umgeht und diese verarbeiten kann, ist wieder ganz unterschiedlich und hat auch niemals etwas mit Charakterschwäche zu tun.

Es handelt sich um Extremsituationen, die ein Mensch irgendwann mal erlebt und nicht verarbeitet hat und nicht selten kommt die Diagnose: Posttraumatische Belastungs-störung, kurz PTBS.

Es kann sein, dass sich jetzt wieder der ein oder andere fragt, warum ich an dieser Stelle das Thema Trauma aufgreife, aber wie schon angemerkt, viele Menschen und dazu gehören natürlich auch Ärzte, sind sich nicht bewusst, wie stark sich ein Trauma zu einem späteren Zeitpunkt wieder melden kann und einen Menschen leiden lassen kann.

Wie gesagt, verdrängen können wir bekanntlich gut, aber das geht halt nicht immer gut.

Wer meine Arbeit mit Menschen schon bereits kennt, der weiß auch, dass ich von jeder Person eine Liste von A – Z fordere, wo alle Sorgen, Ängste, Belastungen, Probleme stichwortartig nach Buchstaben aufgeschrieben werden.

Ich sage immer, um einen Rucksack des Lebens leeren zu können, muss ich wissen, was sich alles in diesem befindet. Dabei kommt es sehr häufig vor, dass sich dann hinter einem Stichpunkt ein Trauma versteckt, was teilweise das ganze Leben mit zu einer Belastung geführt hat und dann mit Hilfe von adäquater Unterstützung auch abgearbeitet werden kann.

Das alles kann nur funktionieren, wenn sich der Mensch frei und vollständig öffnet.

Nicht umsonst gibt es spezielle Traumatherapeuten, die sich diesem Thema angenommen und sich darauf spezialisiert haben.

Eine sehr bekannte Traumatherapeutin ist zum Beispiel Michaela Huber, die nicht nur psychologische Psychotherapeutin, sondern auch Supervisorin und Ausbilderin in Traumabehandlung ist und zu diesem Thema sehr gute Bücher veröffentlicht hat.

Zumindest waren diese Bücher für mich eine Pflichtlektüre und ich kann diese sehr empfehlen.

SIE müssen wissen, wo SIE in der Zukunft stehen wollen und vor allem wie!
Das kostbarste was der Mensch besitzt, ist sein Leben und seine Gesundheit und zumindest für Ihr Wohlergehen können Sie immer etwas tun und es liegt meistens weitgehend an Ihnen.
Wir wissen, dass wir es uns oftmals viel zu leicht machen und in den wenigsten Fällen die Schuld bei uns selbst suchen.

Lieber klagen wir andere Menschen an und machen sie für unsere Probleme verantwortlich.
Das ist dann auch leider so, wenn wir ausgebrannt und leer irgendwo sitzen und Revue passieren lassen.

Die Folgen von Burnout und psychischen Krankheiten können unter Umständen sehr gefährlich werden, denn im schlimmsten Fall endet es häufig mit schweren Depressionen. Wie schlimm und gefährlich wiederum Depressionen sind, wissen Sie bestimmt schon und ich habe dazu auch zwei Bücher geschrieben.

Schatten im Leben – *Vielfalt und Ursachen von Depressionen*

Suizid – Warte, bis Du gehst – *Depressionen und Suizidgedanken*

Informationen zu diesen Büchern finden Sie am Ende dieses Buches.

Gerade deshalb ist es mehr als wichtig, dass Sie sich darüber bewusst werden, auf Ihren Körper zu achten und auf ihn zu hören. Es bringt Ihnen langfristig nichts, wenn Sie diese Alarmzeichen einfach unter den Teppich kehren wollen.

Sie würden sogar Gefahr laufen, dass Sie irgendwann so stark in Ihrem Lebensalltag eingeschränkt sind, dass Sie ein normales Leben nicht mehr leben könnten und dadurch auch erwerbsunfähig werden.

Oftmals leiden wir in solch einem Zustand zunehmend unter Herzrasen, bekommen immer vermehrt Panikattacken, fangen ohne jeglichen grund an zu schwitzen und bekommen Ängste, die uns in jeglicher Form fertig machen und auch erheblich einschränken. Wir sind dann nicht mehr in der Lage, uns um die kleinsten und wesentlichen Dinge zu kümmern und aus diesem Grund müssen wir etwas dagegen tun.

Das Leben ist und bleibt eine Schule, in der wir immer wieder sehr viel lernen müssen.

So auch in solch einem Zustand oder in dieser Phase.
Plötzlich müssen wir unseren gesamten Lebenswandel überdenken und dafür sorgen, dass wir etwas ändern können und so leben, wie es „uns" gut tut. Viele Menschen leben sehr oft und viel und gerne für andere Personen. Manche sogar so intensiv, dass sie es noch nicht einmal wissen oder merken.

Darum liegt es an uns, auch mal „Nein" zu sagen und zwar so, dass wir uns dabei nicht schuldig fühlen und damit erneut belasten.
Wir müssen uns darüber im klaren sein, wie wichtig unser Körper und unser Wohlbefinden ist.

Je schneller wir bereit sind, etwas in unserem Leben zu ändern, desto schneller wird es dem Körper auch gut gehen.

Wie schon angedeutet, kann ein Burnout oder eine psychische Krankheit auch zu einer Depression führen.
Vor allem ist die Gefahr sehr hoch, wenn SIE jetzt nicht reagieren und auf sich aufpassen.

Doch was ist eigentlich eine Depression und wie spüre ich sie?

Die Depression ist inzwischen eine schwere und stark ausgebreitete Krankheit geworden, die leider genauso wie Burnout, von vielen unter uns nicht nur auf die leichte Schulter genommen, sondern auch erheblich unterschätzt wird. Da sie, wie auch Burnout, in den unterschiedlichsten Formen vor kommt, wird sie von den Betroffenen auch sehr unterschiedlich erlebt und auch hier ist unbedingt ärztliche

Hilfe erforderlich. Alleine schon aus dem Grund, da viele Betroffene Selbstmordgedanken entwickeln. Das können manchmal nur Gedankenspiele sein, gelegentlich sind es aber auch stark ausgeprägte Todeswünsche, wo dringend Hilfe für den Betroffenen erforderlich ist.

Früher wurde die Depression auch gerne als Melancholie bezeichnet.
Millionen Menschen haben schon unter ihr gelitten und haben neben unzähligen Opfern viel Leid über viele Familien gebracht.
Genauso wie Burnout, kann die Depression jeden treffen, egal ob jung oder alt, Frau oder Mann, reich oder arm.

Viele Mitmenschen machen sich darüber sogar immer noch lustig, ohne die eigentlichen Hintergründe oder Tragödien der einzelnen zu kennen. Dabei ist es relativ normal, dass ein jeder von uns sich schon mal mit einer Depression auseinander-setzen musste, bewusst oder auch unbewusst.

Denken wir nur einmal an die erste große Liebe. Als sie vorbei ging, trauerte jeder in sein Kopfkissen, der eine kürzer, der andere länger.
Die einen verschlossen sich komplett und brauchten Zeit um darüber wegzukommen, während andere sich schnell davon erholten.
In beiden Fällen bekam man aber spätestens zu diesem Zeitpunkt das erste Mal ein depressives Tief.
Während die einen so etwas relativ leicht von sich schütteln konnten, brauchten wiederum andere sehr lang dafür oder haben es bis heute nicht verwunden.

Wie viele Menschen waren so stark verletzt und wollten sich zu diesem Zeitpunkt sogar das Leben nehmen?
Vor allem, wie viele haben es tatsächlich getan?

Wenn man den Zahlen glauben schenken darf, stellt die Depression demnach für 67 Millionen Menschen eine Behinderung in der Form dar, dass die Lebensqualität der einzelnen stark herab gesetzt ist.

Wenn man nun weiter noch die These berücksichtigt, dass sich Menschen mit Depressionen rund fünfzehnmal häufiger das Leben nehmen und die Hälfte der Erkrankten schon einen Suizid versuchen, müssen wir mittlerweile verstehen, welch großer Leidensdruck bei den Betroffenen herrscht.

Depressionen sind ganz sicher keine eingebildeten Leiden, sondern schwere, immer wiederkehrende Tiefs oder sogar chronische Erkrankungen, die auf jeden Fall immer behandlungsbedürftig sind. Ähnlich wie bei einem Grippekranken, zieht sich der depressive Mensch immer mehr von seiner Umwelt zurück.

Bei einem Grippekranken ist das wiederum sehr vernünftig, allerdings stößt der depressive Kranke in seinem Umfeld auf völliges Unverständnis. Depressive Menschen leiden häufig unter massiven Selbstvorwürfen, die mit extrem starken Minderwertigkeitskomplexen gekoppelt sind und dazu führen, dass der Betroffene sich vollkommen von der Außenwelt abkapselt.

„Lass dich nicht so hängen" oder „Stell dich nicht so an" wird dann schnell gesagt ohne zu wissen, was den depressiv Kranken wirklich belastet und meistens möchten diese sich auch nicht dazu äußern. Es ist falsch, einem Depressiven zu sagen, dass er sich zusammen reißen soll. Solche Aussagen verschlimmern seinen Zustand nur noch unnötig. Der Depressive ist nicht unwillig, er ist durch diese Krankheit einfach nur handlungsunfähig.

Genau das ist der erste Punkt, der es allen Beteiligten am aller schwierigsten macht. Wenn ein Betroffener nicht reden möchte oder auch über das Problem nicht reden kann, dann ist hier schon der Anfang vom Ende gemacht. Da nützt es auch nichts, wenn Sie einem depressiv kranken Menschen einreden wollen, es gehe ihm doch gut. Wenn das so wäre, dann wüsste er es am besten, denn nur er kann in seinen Körper schauen, Sie nur davor!

Allerdings muss ich hier klar sagen, dass zumindest mit dem behandelnden Arzt ehrlich geredet werden muss, denn ansonsten läuft man wieder der Gefahr, dass man das falsche Medikament verschrieben bekommt und wo das hinführen kann, habe ich Ihnen bereits ausreichend beschrieben.

Denn woher sollen Ärzte, Familien und Mitmenschen wissen was mit einem depressiven Menschen los ist, wenn dieser nicht den Mund aufmacht?

Es nützt auch gar nichts und schadet eher mehr, wenn Sie einem depressiv Betroffenen Ablenkungsvarianten oder irgendwelche netten Vergnügungsmöglichkeiten anbieten, einreden oder empfehlen wollen. Der depressive Patient befindet sich in einem Zustand, wo er sich gegenwärtig an nichts erfreuen kann. Für den Kranken entsteht unter Umständen ein zusätzlicher Druck, der ihn nur noch mehr deprimiert und wodurch er noch mehr Schuldgefühle bekommt.
Sie brauchen jetzt auch nicht in den Urlaub fahren und denken, damit würde erst mal alles besser. In einer fremden Umgebung fühlt sich ein depressiv Kranker nicht wohl und seine inzwischen aufgebaute Kontaktschwäche würde ihn nur noch mehr runter ziehen und auch isolieren.

In solch einem Zustand will man an nichts teilnehmen und nur seine Ruhe haben, wofür natürlich gerade oftmals die Familienmitglieder nur wenig Verständnis haben. Immer

wieder wird dann in einzelnen Fällen versucht, dem Kranken die Krankheit auszureden.
Noch schlimmer, vereinzelt will man den Kranken sogar mit seinen Reaktionen beherrschen, in dem man ihn dauernd kontrolliert und kritisiert.

Die Folgen sind dann einfach zu beschreiben, denn weder die Familie, noch die Freunde haben für das Verhalten des Betroffenen das richtige Verständnis und Nabeln sich im schlimmsten Fall sogar ab und verlassen diesen.

Auch wenn es Ihnen schwer fallen wird, aber zeigen Sie für die Gemütslage eines kranken Menschen Verständnis. Teilen Sie ihm das offen und ruhig mit und reden Sie abwechselnd über ihre Gefühle, Gedanken und Wünsche.
Tauschen Sie sich in allem aus und hören Sie stets ohne große Unterbrechung zu. Es ist ein sehr großer Schritt und ein sehr großer Vertrauensbeweis in Sie, wenn sich Ihnen ein depressiv Kranker offenbart. Machen Sie niemals über die Aussagen irgendwelche Witze oder versuchen es herunter zu spielen.

Wie ernst die Lage wirklich ist, entscheiden nicht Sie, sondern der Betroffene selbst.

Nehmen Sie unbedingt die Aussagen so an, wie Sie Ihnen auch zugetragen wurden. Wer krank ist, macht keine Späße und manches wird einem nicht umsonst erzählt. Da können uralte Erinnerungen aus einer längst vergessenen Zeit oder Vergangenheit die Auslöser sein, was Sie dann vielleicht tatsächlich schon längst vergessen hatten, aber den depressiven Erkrankten nun zu dieser Zeit schwer belasten.

Deshalb ist es wie bei Burnout genauso wichtig, dass sich ein Betroffener auf jeden Fall in ärztliche Behandlung geben sollte. Das ist zu meist ein schwieriges Unterfangen, denn der Depressive hält sich für gar nicht krank und man wird bei ihm auf Widerstand stoßen. Meist sehen es die Betroffenen auch ein und schämen sich für ihre Misslage. In so einem Fall kann man auch ruhig in Begleitung zum Arzt gehen.

Haben Sie an dieser Stelle schon sehr viele Ähnlichkeiten oder Parallelen zu sich selbst entdeckt?

Dann heißt das jetzt nicht, dass SIE depressiv erkrankt sein müssen, aber Sie können es, vor allem wenn SIE nicht handeln.

Burnout kann der Anfang einer Depression werden.

Sie müssen einfach wissen, dass Ihre momentanen Gefühle das normalste der Welt sind, wo Ihnen ein Arzt mit Sicherheit sehr gut drüber hinweg helfen kann.

Und wenn es nicht der erste ist, dann vielleicht der zweite oder dritte.

Der Hausarzt ist oftmals mit dieser Situation vollkommen unverschuldet überlastet, was nämlich sehr oft damit zusammen hängt, dass ein Patient nicht gleich alles und offen darlegt, was Ihnen noch einmal aufzeigen soll, wie wichtig Ihre Ehrlichkeit ist.

Ein Arzt hat auf der einen Seite schon immer weniger Zeit für seine Patienten und muss nun relativ schnell abschätzen, was dem kranken Menschen wirklich fehlt. Dadurch passiert es in vielen Fällen, dass der Arzt mangelhafte oder gar falsche Hilfe anbietet oder verschreibt, ohne das man ihm dafür überhaupt einen Vorwurf machen kann.
Woher soll er es denn auch besser wissen, wenn SIE ihm nicht alles erzählen?

Ein Arzt kann schon sehr viel, aber er kann nicht zaubern und auch keine Gedanken lesen.

Noch einmal!

Würde man seinem Hausarzt gleich sagen, dass man eine große Belastung verspürt, die einen quält und zur Zeit ziemlich hinunter zieht, würde dieser sofort wissen, dass es sich erst mal um Burnout, eine momentane Überbelastung oder eine depressive Episode handelt und er könnte sofort richtig handeln.
Ich muss an dieser Stelle auch nicht noch einmal erwähnen, dass ein Arzt grundsätzlich der Schweigepflicht unterliegt, so dass kein Patient in der Befürchtung leben muss, das eigentliche Problem weiß und kennt bald jeder.

Doch genau dieser Punkt ist nicht nur mit der wichtigste, sondern vor allem auch der schwierigste, weil sich ein Betroffener vor einem anderen Menschen öffnen muss und ich kann es nur immer wieder betonen, tun Sie es. Sie können nur adäquate Hilfe bekommen, wenn Sie sich jemanden in dieser Fachrichtung anvertrauen.
Dazu gehören alle behandelnden Ärzte!
Natürlich bin ich mir stets bewusst, dass ab hier immer wieder sehr unterschiedlich weitergelesen wird. Die meisten werden jetzt wieder sagen, soweit ist es ja nun bei mir doch nicht, dass ich schon zum Psychofuzzi muss.
Andere Menschen sind da vielleicht schon einen Schritt weiter und vor allem vernünftiger und wissen, dass diese Psychofuzzis sich mit diesem Fachgebiet sehr gut auskennen.

Hier geht es auch längst nicht mehr um eine Imagefrage, sondern viel wichtiger ist doch, dass diese Fachärzte Ihnen helfen können und über eine wichtige entsprechende Berufserfahrung verfügen, die dem ein oder anderen schon wieder viel Lebensqualität bringen kann. Ich gehe sogar noch einen Schritt weiter und sage, diese Behandlungen können Leben retten. Natürlich nicht ohne IHRE Mithilfe und auch nur, wenn SIE das wollen!

Viele Betroffene sind ja der Meinung, sie sind die einzigen, die so ein „großes" und einzigartiges Problem haben und steigern sich deshalb noch mehr in ihre Gefühlslage hinein. Damit verschlimmern sich nicht nur die eigentlichen Probleme, sondern auch automatisch die ganzen Nebenwirkungen. Schlafstörungen, Angst, Appetitmangel, sexuelle Probleme, Konzentrationsschwierigkeiten, Motivationsmangel, Antriebslosigkeit, Traurigkeit, Selbstanklagen, Schuldgefühle, allgemeine körperliche Beschwerden, ständiges Schwarz- oder Grausehen, Unentschlossenheit, Interesselosigkeit, Gewichtszu- und auch Abnahme und natürlich die Reizbarkeit nehmen deutlich zu.

Fachärzte können grundsätzlich aus Erfahrung reden und Ihnen durch viele Vergleichsfälle auch die ein oder anderen Sorgen nehmen. Profitieren Sie von den Erfahrungen anderer Menschen durch diese Menschen oder vielleicht auf Ihren Wunsch, auch in vielen Selbsthilfegruppen.
Allerdings geht das alles nur, wenn man sich zum einen öffnet und zum anderen die Hilfe auch annimmt.

In solch einer schwierigen Krankheitsphase entwickeln Betroffene meist einen gewissen Selbstschutz und ziehen sich komplett aus dem normalen Leben zurück. Dabei ist es gerade in dieser Zeit für alle Betroffenen sehr wichtig, dass man diese gesamten Blockaden sehr ernst nimmt.

Sie müssen sich also eine Pause gönnen und sich entlasten. Sie müssen einen Gang runter schalten, damit Sie alles wieder ein wenig lockerer sehen können.

Sie wissen doch jetzt, dass selbst die unmöglichsten Ursachen die Auslöser für Ihren gegenwärtigen Zustand sein können. Mobbing, Verlustangst, Scheidung, Trennung, Stress, Überforderung, Selbstzweifel, finanzielle Probleme, Schockerlebnisse, es sind so viele Gründe, die Sie schmerzhaft belasten können.

Es geht schon lange nicht mehr darum, dass SIE plötzlich nicht mehr stark genug sind und nun auf einmal zu den Schwachen gehören. Ich wiederhole mich, niemand ist vor dieser Krankheit so sicher, als das es einen nicht auch selbst erwischen kann. Wie man dann damit umgeht, dass ist eine andere Sache.

Es gehört schon fast zu unserem Naturell, dass wir bis auf wenige Ausnahmen, Probleme in uns reinfressen wollen und reagieren dann bei nächster Situation oder Gelegenheit nicht selten mit einem heftigen Gefühlsausbruch.

Die Entschuldigung ist auch dann schon fast immer die gleiche, denn wir werden uns bewusst, dass ein Fass zum Überlaufen gebracht wurde.
Aber ich frage hier wieder deutlich, **warum**?

Solche Schritte sind doch so einfach zu bewältigen, wenn wir doch nur anfangen würden grundsätzlich das zu sagen, was uns belastet oder uns nicht gut tut.

Warum machen wir das dann nicht?

Jeder Mensch muss sich im Kopf klar machen, dass vieles nur mit Ehrlichkeit und Offenheit geht. Wenn Sie in eine Scherbe getreten sind und Ihr Fuß blutet, dann gehen Sie ja auch nicht zum Arzt und sagen, Sie hätten es wahrscheinlich mit dem Magen. Da geht es plötzlich, weil es akut und sichtbar ist, doch genauso akut ist es auch, wenn Sie sich in einer gefühlsmäßig schlechten Lage befinden und Sie müssen lernen, einsehen und akzeptieren, dass jede Krankheit ihren eigenen Namen hat.

Überhaupt ist einfach am wichtigsten, dass Sie niemals aufgeben.

Ich weiß, dass so etwas leichter gesagt werden kann, als Sie es zur Zeit vielleicht innerlich fühlen, dennoch ist es Ihnen nicht gegeben in die Zukunft zu schauen und daher wissen Sie auch nicht, wie viel positives Sie noch erreichen wird.

Sie können sich zwar alles negative einreden und damit begründen, dass es schon immer so war, es ändert aber nichts an der Tatsache, dass Sie einfach kein Hellseher sind. Und auch ein Hellseher wird Ihnen nie die Wahrheit voraus sagen können, also sparen Sie sich besser solche Ausgaben.

Sie kennen weder Ihre wirklich Lebenserwartung, noch die vielen Tage und Stunden, die Ihnen was positives bringen können.
Ich weiß, wie einfach das hier alles geschrieben steht und sich das anhört, aber ich rede aus Erfahrung und kenne inzwischen viele andere Schicksale, die vielleicht noch viel tiefer unten waren und die auch an der gleichen Stelle waren, wie SIE jetzt vielleicht.

Wenn die Psyche erkrankt, ist es wichtig, dass Sie diese Krankheit auch selbst anerkennen und annehmen. Es gibt keine schönen oder schlechten Krankheiten und schon gar nicht kann man sich eine aussuchen. Eine Krankheit bleibt nun mal eine Krankheit, die Ihren Körper aufgesucht hat und in irgendeiner Form lähmt oder einschränkt.
Wehren Sie sich nicht dagegen, denn je früher Sie sich mit allem auseinandersetzen, desto schneller kann man auch dagegen angehen und Ihnen helfen.

Überaus wichtig hierbei ist vor allem, dass Sie sich Ihren direkten Mitmenschen gegenüber öffnen. Ihre Familie, Ihre Freunde sind ganz wichtige Personen, die es nicht nur verdient haben, dass man ihnen die Wahrheit erzählt, sondern die auch nur dann das nötige Verständnis für Sie aufbringen können, wenn sie wissen was Ihnen fehlt und wie es Ihnen wirklich geht.

Unterlassen Sie gerade diesen Menschen gegenüber eine gewisse Schauspielerei, denn Hollywood ist weit fern und bezahlt sie nicht dafür.

Suchen Sie auch nicht den Trost im Freunde Alkohol. Jedes Kind weiß inzwischen, dass sich damit höchstens was verdrängen, aber halt nicht lösen wird. Außerdem kann so etwas dann auch nach hinten losgehen und Ihre Symptome könnten durch das Trinken noch verstärkt werden.

Und gehen Sie jetzt nicht in sich und denken insgeheim, wie schlecht es Ihnen nun ergeht und wie hoffnungslos alles geworden ist.

Das können Sie nämlich nicht, denn Sie wissen gar nicht, was andere Menschen schon auf sich genommen haben oder durchleben mussten und auch diese haben nicht aufgegeben.

Wir leben leider in dieser Schiene, wo das Materielle einen viel zu großen Stellenwert eingenommen hat. Mein Haus, mein Boot, mein Schaukelpferd wird in unserem Land viel zu hoch gejubelt. Früher war man verpönt, wenn man bei ALDI eingekauft hatte und heute trifft man auch dort alle Schichten.

Wir selbst sind es, die wir uns mit Dingen belasten, die eigentlich gar nicht sein müssten, wenn wir uns nur offen und ehrlich als Menschen akzeptieren würden.

Wir sollten lernen, den Menschen so zu schätzen wie er ist und nicht nach dem was er hat. Ein Mensch, der in Ihren Augen vielleicht sehr wenig Geld hat kann manchmal mehr haben, als einer, der sich finanziell alles leisten kann.

Mensch sein, Mensch bleiben, Mensch verstehen!
Eine meiner Kernaussagen, denn für mich persönlich zählt nur der Mensch mit seinen inneren Werten und nicht das, was er hat oder besitzt.

Wer dieses jetzt auch für sich wirklich bejahen kann, hat schon einen großen Druck von sich geworfen, denn nicht umsonst entstehen so viele psychische Belastungen alleine des Geldes wegen.
Es wird gearbeitet auf Teufel komm raus, teilweise sogar bis zum Umfallen und das in sämtlichen Schichten, nur damit man sein Haus und seinen großen Wagen präsentieren kann. Doch hat das alles etwas mit dem tatsächlichen Glücklichsein zu tun?

Ich kann Ihnen die Frage nicht beantworten, dass müssen Sie schon selbst tun, denn Sie bestimmen, was für Sie Glück und am wichtigsten ist.

Wenn Sie sich zur Zeit monatlich krumm und buckelig arbeiten, nur um die laufenden Kosten auch abdecken zu können, dann könnte ich Ihnen persönlich die Frage sehr leicht beantworten.

Letztendlich entscheiden SIE aber alles allein.

Das Leben wird sich oftmals unnötig schwer gemacht. Das sehen wir auch in vielen anderen Situationen, gerade, wenn wir einer Sache hinterher trauern oder reden, die längst vorbei ist.

Nehmen Sie nur das Beispiel eines heruntergefallenen Tellers. Es ist leider das Normalste, dass viele Menschen sich darüber aufregen, dass ein Teller zu Bruch gegangen ist. Doch so sehr man sich dann auch über diese Tatsache ärgert, der Teller bleibt nun Mal kaputt. Es kann sich ein jeder noch soviel ärgern oder darüber diskutieren, wir ändern aber nichts mehr daran. Wir machen uns das Leben einfach nur schwerer. Ganz anders sieht es mit Dingen aus, die wir ändern können, uns daran aber nicht heranwagen, aus welchen Gründen auch immer.

Von diesen Beispielen gibt es unzählige und immer wieder tappen wir mit unseren Gefühlsausbrüchen in diese hinein. Dabei ist es auch hier nur eine Kopfsache. Ein Mensch muss einfach lernen und begreifen, dass solche banalen Kleinigkeiten uns gar nicht ärgern oder belasten dürfen, gerade weil wir es auch sowieso nicht mehr rückgängig machen können. Vor allem reden wir zu meist über Sachen, die materiell sind und mit dem eigentlichen Leben doch gar nichts zutun haben. Es sind sehr oft unwahrscheinliche Kleinigkeiten, mit denen sich Betroffene in ihrer momentanen schwierigen Lebenssituation belasten oder befassen und glauben, es ginge nicht mehr weiter.

Und plötzlich ist man krank und steht komplett neben sich!

Ich möchte SIE an dieser Stelle noch einmal daran erinnern, dass eine Krankheit jeden treffen kann, egal welchen Namen sie auch trägt.

Wissen Sie, warum ich mich hier wiederhole?

Bestimmt nicht, weil ich an Alzheimer leide und nicht mehr weiß, was ich geschrieben habe. Im Gegenteil, ich weiß, wie Menschen verschiedene Dinge lesen und kenne auch die Sorte von Lesern, die gerne Zeilen verdrängen, weil sie glauben, die würden ja auf sie nicht zutreffen.

Wissen Sie, warum ich mich noch wiederhole?

Weil IHNEN bewusst werden muss und vor allem auch werden kann, dass SIE auf IHREN Körper mehr hören und achten sollen!

Es ist doch d(ein) Körper!

Die schützenden Glücksgeheimnisse!

Wie bereits erwähnt, SIE sollten das abstellen, was Sie belastet.
Das so etwas nicht immer einfach ist und oftmals auch nicht leicht ist, das weiß ich selber. Allerdings bringt es uns nichts, wenn wir uns hinter solch einer Aussage verstecken wollen.

Wenn man etwas will, dann schafft man das auch.

Diesen Satz hat jeder in seinem Leben schon gehört und die Menschheit geht mit ihm auch sehr unterschiedlich um. Während die einen ihr Ziel schnell erreichen, hinken andere noch meilenweit hinterher. Doch zu welcher Sorte Sie gehören, dass können nur SIE wissen und das entscheiden SIE auch selbst.

Wichtig ist auf jeden Fall auch die zielgerechte Erholung, allerdings müssen Sie selbst entscheiden, was Ihnen gut tut und was Sie persönlich dann auch Erholung nennen.

Lernen Sie, jeden neuen Tag für sich wieder gemütlich und annehmbar zu machen. Gehen Sie mal wieder spazieren und entspannen Sie sich. Schalten Sie ab und lernen Sie das Bedürfnis zu haben, dass außer Ihnen selbst, erst einmal nichts wichtig ist. Gezielte Entspannungstechniken und auch Atemübungen spielen dabei eine entscheidende Rolle.

Betrachten sie in Ruhe Ihr Leben und machen Sie sich eine Liste, auf der Sie genau festhalten, was Sie stört, was Sie ändern möchten und in Zukunft keinesfalls mehr zulassen werden.

Nehmen Sie sich Zeit für sich selbst und gehen Sie mal wieder Ihrem Hobby nach.

Viele Ärzte raten nicht umsonst, eine Krankheit richtig zu genesen, ganz einfach, weil sie in der Regel die Erfahrung besitzen.
Ein Betroffener, der Burnout hinter sich hat, wird Ihnen das gleiche sagen. Ob Sie nun darauf hören wollen oder nicht, letztendlich sind wir es, die für uns selbst verantwortlich sind.
Gerade aus diesem Grund sollten wir diese Aussagen auch beherzigen, denn es ist IHRE Verantwortung Ihrem Körper und auch Ihren Mitmenschen gegenüber.

Ein Knochenbruch kann auch nur geheilt werden, wenn die kaputte Stelle für einen bestimmten Zeitraum geschont und ruhig gestellt wird.

Es gibt inzwischen einige Bestsellerautoren, die in ihren Büchern die nötige und wichtige Energie beschreiben, die wir als Mensch jeden Tag brauchen und relativ leicht umsetzen können, sofern wir es wirklich zulassen und vor allem selbst wollen.

Das Glück braucht man nie zu suchen, denn es findet einen von ganz allein, wenn wir glücklich sind.

Das ist jetzt nicht einfach so daher geschrieben, sondern auch eine Erfahrung, die ich hier weitergeben darf und es liegt wirklich an Ihnen selbst, ob Sie das Glück anziehen oder eben halt auch nicht.

Keine Sorge, ich bin noch immer der gleiche Buchautor, den Sie vielleicht schon aus meinen bisherigen Büchern kennen und werde hier jetzt sicher nicht spirituell oder verspreche Ihnen etwas, was das Leben nicht bieten kann.
Jedoch weiß ich inzwischen, dass wir es in der Hand haben, wie wir dem Tag, mit all seinen Anforderungen, die an uns gestellt werden, besser, sicherer und vor allem glücklicher

entgegen treten können und Sie haben dabei überhaupt nichts zu verlieren.

Im Gegenteil, lassen Sie sich einfach mal von mir inspirieren und dann werden Sie sehen, wie gut es Ihnen dabei gehen wird.
Es ist ein wunderbarer Kreislauf, denn wenn es Ihnen bewusst gut geht, dann wird sich Ihr Körper noch viel mehr darüber freuen.

Ich möchte Ihnen vorab schon mal ein kleines Beispiel geben, damit Sie dieses Kapitel etwas besser verstehen und an sich heran lassen können.

Wir alle haben schon die Situation erlebt, dass es uns richtig gut ging, wir gute Laune verspürt haben und mit einem breiten Grinsen in den Tag gegangen sind. Unser Umfeld hat das bemerkt und hat uns entweder darauf angesprochen oder sich davon anstecken lassen und wir schauten nur noch in überwiegend freundliche Gesichter.
Wie wir also dem Umfeld begegnen, hängt schon mal von uns ab und was wir dann zurück bekommen, ganz genauso.
Wer also mit finsterer und verbitterter Miene den Menschen begegnet, wird wohl kaum ein dafür Lächeln ernten.

So ist es auch mit dem Glück!

Das es nicht immer einfach ist, das weiß ich sicherlich selbst, denn das Leben bringt eine Reihe von Erfahrungen mit sich, die uns oft zermürben und ganz bestimmt nicht lächeln lassen wollen, doch ist das wirklich so?

Egal was wir erleben, es hat seinen Grund und oft haben wir darauf noch nicht einmal einen Einfluss und können auch den Sinn nicht im geringsten erkennen. Wir sind dann aber eher dazu geneigt, uns von negativen Dingen herunter ziehen zu lassen, als das negative anzunehmen und in etwas positives umzuwandeln. Dabei sind auch diese Erfahrungen unsagbar wichtig, denn sie sind es schließlich, die uns zum Menschen machen. Wir lernen daraus, werden im Leben aufmerksamer und passen auf uns auf.

Ich habe mal einen Menschen kennen gelernt, der bei einem Autounfall seinen linken Arm verloren hatte. Während das Umfeld den Verlust des Armes betrauerte, war dieser Mann sehr glücklich darüber, dass er noch sein Leben hatte.

Viele Menschen lassen sich durch materielle Dinge das Leben versauern, wobei es für das Materielle auch immer einen Grund, sowie eine Lösung gibt und glauben Sie mir, wenn ich Ihnen an dieser Stelle sage, das Leben hat es verdient, dass wir es bewusst leben und nicht an Dingen bewerten, die immer zweitrangig sein werden.
Letztendlich liegt es doch an Ihnen, wie hoch Sie Ihre Messlatte diesbezüglich gelegt haben und wenn Sie diese nun nicht erreicht haben oder erreichen können, dann ist das noch lange nicht das Ende vom Leben.

Was nützt Ihnen der Wohlstand, wenn Ihr Körper nicht mitspielt und Sie das alles nicht genießen können!

Sie für sich, bestimmen Ihr Leben und Sie müssen lernen, sich mit allen Dingen zu beschäftigen, die Ihnen nicht gut tun, die sie belasten, die Sie beschäftigen und, die Sie vor allem noch erreichen möchten.

Glauben Sie mir, es ist für jeden von uns wichtig, dass wir auch mal abschalten können und uns die Zeit für uns selbst nehmen, um zu wissen, was wir wollen und was nicht.
Ich persönlich habe für mich Orte gefunden, an denen ich das wunderbar kann und die mir immer wieder Kraft, Ideen und die nötige Energie geben.

Der Optimist erklärt, dass wir in der besten aller Welten leben, und der Pessimist fürchtet, dass dies wahr ist.
James Branch Cabell

So ist es tagtäglich! Wir haben Optimisten, die voller Hoffnung und mit guten Gedanken in jeden neuen Tag gehen. Klar, werden auch sie immer wieder Erlebnisse haben, die sich mit ihren Gedanken, mit der Hoffnung oder mit dem Glauben nicht decken, aber sie lassen sich davon nicht abschrecken.
Der Pessimist sieht eh schon alles grau und freut sich nur noch über die Bestätigungen, wenn er wieder recht gehabt hat und etwas so eingetroffen ist, wie er es erwartet hat. Dafür ist er meist gleichermaßen verbittert, wenn die Optimisten dann ihr recht gehabt haben. Letztendlich büßt er dafür aber wesentlich mehr Lebensqualität ein.

Doch jeder Mensch kann lernen, dem Leben ein Lächeln zu schenken. Fangen Sie doch einfach mal mit sich selbst an und lächeln Sie sich selbst an, wenn Sie in den Spiegel schauen. Es geht ganz einfach und kann Ihnen für den Tag eine Menge an Lebensqualität bringen.

Nur der Versuch macht klug!

Wenn der Glaube, die Hoffnung und der Wille in Ihnen fest vorhanden ist, werden Sie sehen, dass Sie vieles erreichen können und werden!
Sobald Sie an Dingen zweifeln, sind sie teilweise schon zum scheitern verurteilt, nicht umsonst gibt es das Sprichwort, der Glaube versetzt Berge!

Allerdings gibt es immer zwei Worte, die Sie bei allem nicht vergessen dürfen, nämlich AUSDAUER und GEDULD.

Ohne Fleiß, kein Preis und nur wer tüchtig ist und einen starken Willen besitzt, wird im Leben dort ankommen, wo er von Anfang an hin wollte.

Sie brauchen das Glück nicht suchen, es versteckt sich auch nicht in Ihrer Umgebung, sondern wenn überhaupt, dann ist es in Ihnen selbst und kann noch größeres Glück anziehen.

Allerdings entscheiden SIE jeden neuen Tag, wie glücklich SIE letztendlich sein wollen, denn es hängt auch von Ihren Gedanken ab!

Wir brauchen andere Menschen um uns herum, teilweise um uns zu spüren, aber auch um uns mitzuteilen und Erfahrungen zu machen, an denen wir wachsen oder in denen wir uns wiederspiegeln können. Ohne andere Menschen wüssten wir doch gar nicht, wer wir wirklich sind, wie wir selbst wirken und zu was wir schließlich fähig wären.
Andere Menschen fordern uns heraus, unterstützen uns und lassen uns zu dem Menschen werden, der wir heute sind.
Ohne andere Menschen verkümmert unsere Seele. Ohne uns, verkümmern auch andere. Es gibt kein größeres Geschenk, als Menschen in seinem Leben zu wissen.

Lernen Sie zu lächeln! Fangen Sie schon morgens damit an und lächeln Sie in den Spiegel, in den Sie sowieso jeden Morgen hinein schauen.
Nehmen Sie sich selbst erst einmal als den wichtigsten Menschen an, denn das sind Sie.
SIE sind etwas ganz besonderes!

Je bewusster Ihnen das wird, umso selbstbewusster können Sie auch Lächeln und in den Tag starten.
Sie können nur dann auf andere Menschen attraktiv wirken, wenn Sie sich selbst als würdig erachten. Sie sind es selbst, der

Ihre Persönlichkeit am besten entfalten kann und das steigert dann auch unglaublich Ihr Selbstwertgefühl.

Viele Menschen machen sich immer wieder Gedanken über Ihr Aussehen und vergleichen sich mit anderen Personen. Dazu fällt mir immer wieder die Geschichte von Sindy Pavlov ein, mit der ich bekanntlich ein Buch geschrieben habe und die selbst sehr schöne Geschenkbücher verfasst hat. Hier ein kleiner Auszug:

Nichts ist Perfekt....Kein Mensch....kein Tier....nicht mal die wundervollste Blume...doch darauf kommt es nicht an....
....denn gerade unsere kleinen Ecken und Kanten machen uns zu dem, was wir sind....zu was ganz Besonderem.
Selbst eine kleine Blume ist traumhaft schön, wenn man sie ganz genau betrachtet...und auch wenn ihr ein oder zwei oder drei Blättchen fehlen...was macht sie? Sie hebt ihren Kopf hoch in den Himmel und strahlt der Sonne entgegen und freut sich....ihren Weg weiter zu gehen, in dem sie die Wolken an ihr vorbei ziehen sieht...nach links und rechts schaut....und sich an den anderen Blumen erfreut, die in ihrer Nähe sind...und weil auch sie ganz genau hin sieht....bemerkt sie....schön, dass ich was Besonderes bin....anders als die Anderen...denn ihr wird nun viel mehr Beachtung geschenkt und trotz der fehlenden Blätter für wundervoll empfunden...nicht aus Mitleid, nein, ich verrate jetzt warum...und zwar: Weil sie trotz der fehlenden Blätter ihr Leben lebt...und zwar so, wie sie es will....so, wie sie glücklich ist. Durch ihr inneres Lächeln und ihre Lebensfreude, tritt wundervollste Schönheit nach außen und wird sichtbar in den wunderschönsten Farben.
Es ist die Schönheit ihres Herzens, die jeder bewundert.
Weil sie verstanden hat...wofür es sich zu Leben lohnt....
...und zwar...um den schönen Dingen im Leben viel mehr Beachtung zu schenken, so viel Schönes zu entdecken, dass die Schwierigkeiten ganz klein erscheinen, aus tiefstem Herzen sich über die kleinen Dinge im Leben zu freuen und somit ihr

Leben ganz verändern. Selbst über den Winter ärgert sie sich nicht. Denn sie hat es sich zur herrlichen Aufgabe gemacht...den ganzen Sommer über so viel Wärme, Licht und Freude zu tanken, dass es für den ganzen Winter reicht. Jetzt ärgert sie sich nicht mehr über die kalten, dunklen Tage...sondern freut sich auf den Winter, dass sie jetzt Zeit hat...sich nochmals an all die schönen Dinge, die sie erlebt hat zu erinnern...mit einem Lächeln in der kalten Zeit einfach die Augen schließt und wartet, bis die Tage wieder länger, wärmer und bunter werden.

Ich finde, es ist eine herrliche Geschichte, die sehr viel aussagt!

Vergessen Sie niemals, Charme und Schönheit sind immer zwei paar Schuhe und die Schönheit liegt immer im Sinne des Betrachters.

Es sind grundsätzlich die inneren Werte, die zählen und die uns nach vorne bringen. Geht es uns also gut, sind wir mit allem zufriedener und das präsentieren wir auch nach außen!

Unser Wohlbefinden bestimmt das Denken und Handeln eines jeden Menschen und lässt uns mit dieser Stärke auch alles gewinnen, was für uns wirklich wichtig ist!
Es ist die beste Motivation, die wir uns selbst geben können.

Sie haben es verdient, dass Ihr Leben mit Freude erfüllt wird, also tun Sie etwas dafür!

Es sind also auch Ihre Gedanken, die Sie entweder positiv oder negativ durch den Tag laufen lassen und es ist kein Geheimnis, dass Menschen mit positiven Gedanken wesentlich mehr Glückserlebnisse am Tag haben, als umgekehrt.
Man redet bekanntlich auch davon, dass wir das anziehen, was wir innerlich denken.

Vielleicht haben auch Sie diese Erlebnisse schon gehabt, dann wissen Sie jetzt sowieso was ich damit sagen möchte.

WIR selbst sind es, die sehr viel bewirken können und darum ist es mehr als wichtig, dass wir auf uns gut acht geben!

„Ich kann nicht sagen, was die Kraft ist, ich weiß nur, dass es sie gibt!"
Alexander Graham Bell

Sie müssen lernen Prioritäten zu setzen und dafür sorgen, dass Sie nur gutes an sich heran lassen. Damit wirken Sie wie ein Magnet für das Gute, denn Ihr Denken und Fühlen wird sich anziehend bemerkbar machen.

Verlieren Sie nie den Glauben, die Liebe und die Hoffnung und teilen Sie sich ruhig mit.

Je besser es Ihnen geht, desto besser wird automatisch Ihr Leben!

Wo Hoffnung ist
verrücken Felsen

Wo Vertrauen ist
trägt dich das Meer

Wo Liebe ist
wachsen Wunder

Marion Keller-Stein

Ein, zum Abschluss passendes Zitat, wie ich finde, also achten Sie auf die Dinge die wichtig sind, nämlich nur SIE selbst!

Es ist doch d(ein) Körper!

Meine Bücher!

Sieben weitere meiner Bücher, die ich Ihnen am Ende noch empfehlen und an Ihr Herz legen möchte.

„Schatten im Leben" – von Mikel Marz
erschienen im S.Roderer Verlag, Regensburg – 2008
ISBN 978-3-89783-627-3; auch im Handel erhältlich
Dieses Buch beschreibt die Vielzahl von Depressionen und die damit verbundenen Suizidgedanken.

„Wenn die Seele zerbricht..." – von Mikel Marz
erschienen im S.Roderer Verlag, Regensburg – 2008
ISBN 978-3-89783-617-4 ; auch im Handel erhältlich
Dieses Buch enthält neben einer wahren und schockierenden Geschichte, sehr viele Informationen zu dem Thema Mobbing am Arbeitsplatz, Depression und die posttraumatische Belastungsstörung

Suizid – Warte, bis Du gehst! – von Mikel Marz
erschienen im S.Roderer Verlag, Regensburg – 2009
ISBN 978-3-89783-658-7; auch im Handel erhältlich
Dieses Buch erzählt, welche Ursachen einen Suizid auslösen können und warum gerade Depressionen und Mobbing so gefährlich sind. Informationen und Ratschläge mit wahren Ereignissen.

Du tust, was ich sage! – von Mikel Marz
erschienen bei Books on Demand - 2009
ISBN 9-783-8391-0903-8, überall im Handel erhältlich
Dieses Buch erzählt die tragische und wahre Geschichte einer jungen Frau, die in ihrer Ehe unmenschliche und brutale Gewalt erleben musste.

Gleichzeitig soll es den Menschen Mut machen, die sich in ähnlicher Lage befinden.

Das Buch über häusliche Gewalt und Missbrauch, womit auch die Peter Maffay Stiftung mit 1.- EUR pro verkauftem Exemplar unterstütz wird.

Leben, auch wenn´s weh tut – meine Autobiographie
erschienen bei Books on Demand – 2010
ISBN 978-3-8391-3541-9; überall im Handel erhältlich
Dieses Buch erzählt mein Leben, welches durch Schmerzen, Trauer, Höhen und Tiefen geprägt wurde und eines zeigen soll – Ich bin immer wieder aufgestanden!

Burnout – Die Seele schreit! – von Mikel Marz
erschienen bei Books on Demand - 2010
ISBN 978-3-8391-5270-6
Dieses Buch *kann* die Lösung für Ihr Burnout sein und ist auch als Ebook erhältlich.

Mensch sein, Mensch bleiben, Mensch verstehen! – von Mikel Marz und Sindy Pavlov
erschienen bei Books on Demand - 2011
ISBN 978-3-8423-6273-4
Wie Sie Menschen durch Sternzeichen, in Verbindung mit dem Aszendenten, besser einschätzen können.

Das **Erfolgsseminar** von und mit Mikel Marz

„ERFOLGREICH" – Miteinander leben und arbeiten! - incl. Burnout-Prävention

Das Burnout-Syndrom ist eine Belastungsreaktion auf chronischen **Stress**, sowohl am Arbeitsplatz, als auch im Privatleben und nie zu unterschätzen. Deshalb war es mir in meinem Seminar sehr wichtig, eine gute, fachliche Burnout-Prävention mit aufzunehmen.

Doch leider gibt es auch immer mehr Menschen, die sich auf einmal „Burnoutexperten" nennen und das große Geschäft mit dieser Modekrankheit machen wollen. Plötzlich gibt es selbsternannte „Burnout-Kliniken", die es nur auf das Geld von Privatversichten abgesehen haben.

Für mich ein absolut rotes Tuch, denn vielen von diesen sogenannten „Experten" ist überhaupt nicht bewusst, was ein Burnout beinhalten kann! Sicher ist es schön, wenn Wellness und Meditation dabei im Vordergrund stehen, aber das ist leider längst nicht alles, denn Burnout geht in die Tiefe und dafür sind viele Menschen überhaupt nicht ausgebildet.

Im Gegenteil, wenn man Pech hat, wird einem Burnout-Patienten von diesen Menschen empfohlen, er solle sich mehr ausruhen, Urlaub machen, mehr schlafen und noch einige Dinge mehr, doch letztendlich sind das alles Ratschläge, die seelische Probleme sogar noch intensivieren können, denn wenn eine depressive Erkrankung bereits gegeben oder vorhanden ist, reagieren viele Menschen noch erschöpfter, als sie es vorher bereits waren.

Deshalb auch hier mein Tipp, erkundigen Sie sich sehr genau, wo und bei wem Sie sich Rat und Hilfe suchen oder ein Seminar besuchen möchten.

Statistiken nach zeigen zwei Drittel aller Berufstätigen Burnout-Symptome. Wenn ein Burnout-Syndrom nicht rechtzeitig erkannt wird, entstehen sowohl hohe Kosten, als auch eventuell tiefe Depressionen für die Betreffenden.

Auch wenn der Beruf sehr stressbelastet ist und auch wenn es in der Partnerschaft immer wieder schwere Konflikte gibt, es gibt einen Ausweg aus diesen Situationen und es gibt Mechanismen und Hilfestellungen, wie sich jeder Einzelne davor schützen kann, ausgebrannt zu sein.

Das Seminar beinhaltet sowohl Erzählungen über Personen, die einen Weg aus der Krise gefunden haben, als auch das Aufzeigen von Symptomen des Burnout-Syndroms und das Erlernen von Bewältigungsstrategien.

Haben auch Sie sich in letzter Zeit darüber Gedanken gemacht, wie effizient in der Regel Ihre Mitarbeiter für Sie noch im Unternehmen tätig sind und einen Tag hinter sich bringen?

Immerhin sind inzwischen schon ca. 9,1% der deutschen Bundesbürger an psychischen Krankheiten erkrankt und die Dunkelziffer ist leider dementsprechend alarmierend hoch. Dazu gibt es jetzt mein beliebtes Erfolgs-Seminar, denn ich verstehe es sehr gut, individuell auf die Bedürfnisse und Probleme der einzelnen Menschen einzugehen und vermittele viele wichtige Werte, so dass ein gutes und erfolgreiches „Miteinander" gelebt werden kann.

Ein spezielles Seminar, das für jeden Mitarbeiter und auch für die Firmen sehr viel positive Ergebnisse hinterlässt.

Schwerpunkte, die von mir darin wesentlich gefördert werden und dauerhaft umgesetzt werden können, sind zum Beispiel:

* Angst – und Stressabbau

* Menschlichkeit im Umgang mit dem Umfeld

* Mobbing vorbeugen und verhindern

* Richtiger Umgang mit Stress und Konflikten

* Effiziente Arbeitsumsetzung

* Steigerung des Selbstwertes und der Motivation

* Mensch sein, Mensch bleiben, Mensch verstehen!

* Burnout - Prävention

Die Seminarteilnehmer werden im einzelnen durch Coaching, Rollenspiele, Fallbeispiele und auch Einzelgespräche dazu gebracht, dem Leben, dem Beruf und den Mitmenschen sinnvoller, „erfolgreicher" und wieder verständnisvoller entgegenzutreten.

Die Erfahrung hat über die Jahre hinweg deutlich gezeigt, dass dieses Seminar sehr viel bewirkt, denn viele Menschen werden neu zu sich und ihrer Stärke finden.

Dieses Zwei-Tage-Seminar wird in Deutschland, Österreich und der Schweiz für 1300.- EUR pro Person angeboten.

Für Fragen stehe ich Ihnen natürlich gerne zur Verfügung. Anfragen und Buchungen werden unter **MikelMarz@web.de** gerne entgegen genommen.

Meine ganz spezielle Geschenkidee –
Schenken und Helfen mit Bildern von Mikel Marz

Auf meiner Seite finden Sie Impressionen der Kunst, die alle
etwas mit meinen Themen zu tun haben.
Schauen Sie sich dabei in Ruhe um und lassen Sie jedes
einzelne Werk auf sich wirken, denn jeder Mensch drückt sich
in der Kunst anders aus.

Es werden regelmäßig immer wieder neue Bilder
hinzukommen und wenn auch Sie der Meinung sind, Sie
möchten endlich einen echten „Marz" an der Wand haben,
dann können Sie selbstverständlich auch für jedes Unikat ein
ernstgemeintes Gebot per nebenstehende Email abgeben.

Jedes Bild von mir ist mit einem Echtheitszertifikat versehen,
welches Ihnen nach der Kaufabwicklung separat zugestellt
wird.
Gleichzeitig werden von jedem Erlös 20% an die Peter Maffay
Stiftung gespendet und 20% für die Mikel Marz Stiftung
zurück gelegt.

www.mikelmarz.de

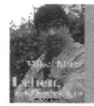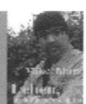